Nutrición

Y HOMEOPATÍA

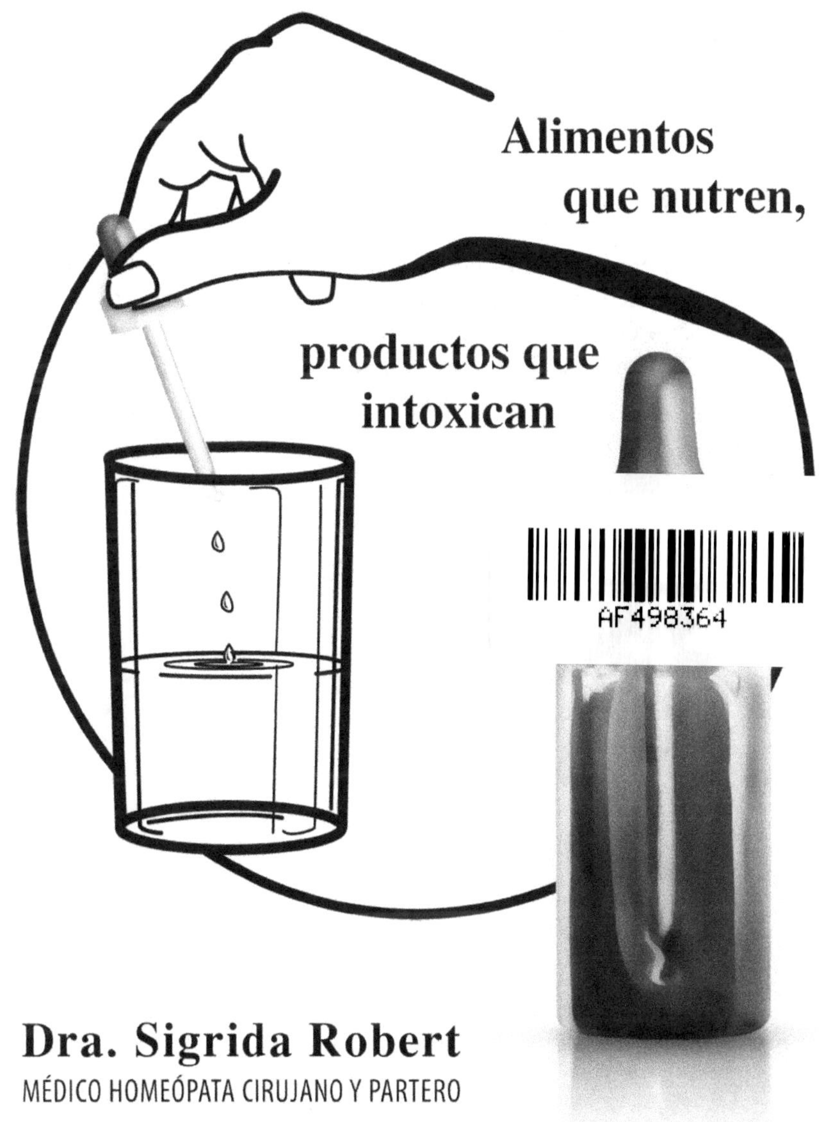

**Alimentos
que nutren,**

**productos que
intoxican**

AF498364

Dra. Sigrida Robert

MÉDICO HOMEÓPATA CIRUJANO Y PARTERO

NUTRICIÓN Y HOMEOPATÍA

Alimentos que nutren, productos que intoxican
Autor: Dra. Sigrida Robert
Médico Homeópata Cirujano y Partero
Edición Copyright © **2018. Morya Ediciones**.
Todos los derechos reservados.

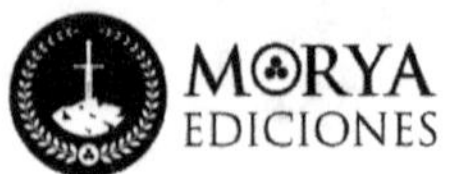

Morya Ediciones SA de CV
Tepozteco # 25 Col. Reforma
Cuernavaca, Morelos
México, 62260
Teléfono: (52) 777 316-8175
Correo: info@moryaediciones.com
          ventas@moryaediciones.com
WEB: www.moryaediciones.com

Primera Edición: Octubre de 2019
ISBN: 978-607-97927-3-2

Índice

INTRODUCCIÓN

"Decíamos ayer..." (en la parte de *Nutrición de Aprendiendo a curar las heridas del alma*, Grijalbo, 1998) que los investigadores están descubriendo y comprobando:

• que personas sencillas con dietas milenarias a base de granos completos y vegetales, viven sanos hasta que comienzan a cambiar sus hábitos para comer como la gente moderna. Entonces empiezan a padecer las mismas enfermedades que los "civilizados"

• que nuestra dieta moderna basada en descubrimientos parciales, conclusiones precipitadas y enseñanzas erróneas es la causa principal de la mayoría de las enfermedades, desde un simple resfriado hasta cáncer o infarto del miocardio, pasando por todos los trastornos nerviosos o emocionales tan frecuentes en la actualidad

• y que podemos recuperar o mejorar la salud, la apariencia y el buen humor si hacemos el esfuerzo de comer correctamente

Después de 20 años y con algunos datos actualizados, seguimos en lo mismo con las cuatro secciones de este libro:

Alimentos que nutren
Productos que intoxican
Alimentos curativos
Homeopatía en afecciones digestivas

BUEN PROVECHO...

Granos de espiga y de vaina

Granos de espiga

Los granos de espiga son los cereales como el arroz y el trigo, el centeno y la cebada, el mijo y la avena, el amaranto y el maíz.

Son importantes porque son los alimentos con mayor cantidad de carbohidratos siendo estos a su vez la fuente principal de energía que necesitamos para vivir: pensar, hablar, caminar, trabajar... Todos elevan las defensas, interviniendo también en la regeneración de las células y haciendo que se sienta uno fuerte y lleno de vida.

Los carbohidratos, tal como nos los entrega la naturaleza, son complejos pero en el proceso de digestión se van desdoblando gradualmente y pasan con lentitud a la sangre en forma de glucosa, el combustible (que como la gasolina para que funcione un vehículo) es quemado en las células produciendo energía. Esta absorción gradual de la glucosa por parte de las células, favorece el equilibrio de la glicemia, del colesterol, de los triglicéridos y de la presión de la sangre. Además, son indispensables para la digestión de las proteínas.

Aparte de carbohidratos complejos, los cereales integrales tienen minerales como hierro, magnesio, fósforo y zinc, así como vitaminas del grupo B (necesarias para el funcionamiento correcto del sistema nervioso), proteínas, fibra y fitoquímicos curativos (sus isoflavonas antioxidantes favorecen la mineralización de los huesos y protegen las articulaciones del desgaste acelerado; los folatos protegen el corazón y las arterias).

Las fibras de los cereales (y de todos los alimentos vegetales) son de dos clases:
* Solubles, como las pectinas de la pulpa de algunas frutas
* Insolubles (como la celulosa de las verduras, los cereales y las leguminosas) que, como un zacate fino, barre los restos de los alimentos en el intestino junto con los microbios y las toxinas para ser expulsados con el excremento, evitando el estreñimiento y las infecciones.

La fibra tiene importantes funciones:

• Ayuda a retardar el tiempo en que se absorben los nutrimentos y que entren en la sangre regulando la glicemia.

• Produce esa sensación de plenitud al comer, que es necesaria para mantenerse en el peso correcto y evitar la obesidad.

• Evita que se reabsorban grasas que deben eliminarse a través de la bilis reduciendo, en forma normal, el colesterol y los triglicéridos.

• Reduce los ácidos biliares en exceso (que son dañinos para el intestino).

Existe, además, una acción recíproca entre la fibra y la flora intestinal: la fibra nutre a la flora, y ésta hace que la fibra se transforme en energía. Para efectos prácticos conviene saber que los alimentos al natural tienen suficiente fibra para que el organismo se mantenga en forma y en el peso correspondiente.

Algunos de los cereales más conocidos son:

Avena. En grano o en hojuelas es, por su riqueza en fibra, el medio más sano para evitar el estreñimiento aliviando, además, molestias en el estómago y el colon causados por la insuficiente eliminación de desechos. Muy útil en casos de acidez, úlcera gástrica o divertículos en el intestino.

Entre otros minerales, tiene calcio, fósforo y magnesio; también tiene antioxidantes (beta-glucanos) que ayudan a bajar el colesterol cuando es necesario.

Sus grasas nutren el sistema nervioso (con lecitina para el cerebro y útil en casos de insomnio, estrés, fatiga) y la piel (incluso evitando la caída del cabello). Es un magnífico alimento en clima o tiempo frío, cuando hay hipertensión y para mantener el peso correcto.

Una magnífica cualidad de la avena, especialmente para los que tienen diabetes, es que sus carbohidratos no necesitan insulina para ser aprovechados por el organismo. Este cereal puede usarse en la preparación de atoles, panes, galletas y sopas; para los niños, una papilla de avena de cocido lento es un estupendo alimento.

La cebada es más nutritiva y más fácil de digerir que el trigo; el pan de cebada es más compacto porque tiene poco gluten. Es un buen alimento cuando hay inflamaciones del aparato digestivo o urinario. Evita el estreñimiento, ayuda en casos de colitis y protege de cáncer de colon así como de la descalcificación de los huesos.

El trigo entero. De este grano se obtiene el gluten (o seitán) al quitar la parte harinosa y que es rico en proteínas, hierro, vitamina B_2 y, al igual que el arroz y el centeno, tiene vitamina E. La variedad de trigo sarraceno es un poco más nutritivo.

El trigo evita o retrasa el endurecimiento de las arterias y los trastornos que le siguen. Es buen alimento en casos de diabetes, trastornos reumáticos y cáncer. En tiendas naturistas se pueden obtener milanesas y otros productos de gluten de fabricación casera.

El centeno, al igual que el trigo y la avena, es una buena fuente de ácido fólico y tiene selenio, un mineral antioxidante. Fluidifica la sangre y regula la presión arterial, hace más flexibles los vasos evitando el endurecimiento de las arterias coronarias del corazón y mejora las várices. El pan negro (100% de centeno) ayuda a evitar el estreñimiento y protege, como los demás cereales, del cáncer de colon.

El amaranto tiene más proteínas que el trigo (con un alto contenido de aminoácidos esenciales para desarrollar músculos) y es rico en antioxidantes que bloquean a los radicales libres.

Además de vitamina C y hierro, tiene calcio, fósforo y magnesio siendo una de sus funciones regular el equilibrio de estos minerales, lo cual es esencial para el funcionamiento correcto del sistema nervioso, los músculos y la coagulación de la sangre.

Tiene mucílagos para evitar el estreñimiento. Buen alimento (en forma de atoles, pinoles, tamales y "alegrías") en casos de divertículos, hipertensión, obesidad y diabetes.

Maíz amarillo. El maíz es considerado como un cereal y tiene proteínas, minerales, vitaminas A, B, C y carotenoides que protegen los ojos ayudando si hay trastornos visuales o catarata; sube las defensas, retrasa el envejecimiento celular y protege de cáncer.

En general, todas las variedades de maíz son menos nutritivas que el arroz integral o el trigo por lo que es una buena práctica combinarlo con leguminosas (tortillas enfrijoladas; sopes o garnachas con frijol y lechuga, tlacoyos de haba con nopalitos y cilantro, gorditas de alverjón o garbanzo con yerbabuena. También se puede combinar la masa con ajonjolí).

La quinoa es una semilla como el maíz y se consideran como cereales por su riqueza en carbohidratos complejos. Tiene más del doble de proteína que los cereales (con los 9 aminoácidos esenciales que el cuerpo necesita para construir la musculatura). De minerales tiene calcio, hierro, magnesio, fósforo y zinc que fortifica las defensas. De vitaminas C, B_1, B_2, niacina y E. Tiene buenas grasas (con omegas 3 y 6) y controla los niveles de colesterol. Tiene fibra (soluble e insoluble) y evita el estreñimiento. Por el magnesio es útil cuando hay hipertensión y como no tiene gluten es un magnífico alimento para quienes no lo toleran. La quinoa también es útil en obesidad, diabetes y osteoporosis; puede consumirse en grano o en hojuelas.

Granos de vaina

Son las **leguminosas** que, junto con las oleaginosas y las semillas, son las mejores fuentes de proteínas vegetales; además, los tres grupos tienen folatos que bajan el riesgo de padecer infartos.

El garbanzo, los frijoles, las habas, las lentejas, los alverjones y la soya **son una combinación de carbohidratos y proteínas**; tienen fibra y se digieren gradualmente, lo que las hace buen alimento en casos de diabetes. Por la fibra, ayudan al buen funcionamiento del intestino; bajan el colesterol cuando es necesario y reducen el riesgo de que se formen cálculos. Tienen más proteínas y minerales que en su estado fresco (ejotes, habas verdes, chícharos...).

Los frijoles (Incluyendo la soya) tienen proteínas completas; fortalecen la piel y el cabello, bajan los triglicéridos cuando hace falta, regulan la presión de la sangre y por su contenido en hierro son útiles en casos de anemia.

El frijol soya tiene más proteínas que los alimentos animales, tiene omega-3, vitamina E y fitohormonas. También tiene lecitina y colina (muy importantes para el sistema nervioso en los niños). Y en la piel, ayuda en casos de acné, urticaria y erupciones. Además, es de gran utilidad en obesidad, artritis, osteoporosis y trastornos cardiovasculares evitando el envejecimiento prematuro. Por su parte, el queso de soya o tofu, ayuda a eliminar la grasa y a bajar el colesterol cuando es necesario, siendo útil especialmente por sus fitohormonas (isoflavonas) para los huesos y el cáncer de próstata o mamario.

Actualmente solo es recomendable si es orgánica y si sus derivados, leche y tofu, son de producción casera (o tienen etiqueta de certificación orgánica)

El alverjón y las lentejas tienen vitaminas B; magnesio, hierro, fósforo, calcio y zinc. Igual que los cereales integrales, se digieren y pasan a la sangre gradualmente por lo que son buenos alimentos en casos de diabetes; también en la anemia. Las lentejas fortalecen el sistema inmunológico.

Las habas tienen fibra y vitamina B; calcio y hierro; además, la relación sodio/potasio está en la proporción correcta. Las habas tienen tirosina, un aminoácido que interviene en la producción de dopamina para estar "bien y de buenas", facilitando el aprendizaje y mejorando la memoria, evitando la depresión y el Parkinson. (También tienen tirosina: almendras, semillas de calabaza, ajonjolí, aguacate y sandía).

El garbanzo tiene proteínas completas, carbohidratos complejos y buenas grasas así como hierro y zinc, vitaminas del grupo B en equilibrio y folatos, lo que lo hace de gran valor en casos de irritabilidad, depresión, déficit de atención o dificultad para concentrarse. (Los folatos en especial son necesarios durante el embarazo para evitar malformaciones en el bebé.)

Además de ser fácil de digerir, tiene dos grandes cualidades: no produce ácido úrico (buen alimento para reumáticos) y tiene un gran poder alcalinizante para evitar la fatiga física y mental, el estrés y la ansiedad.

Una forma de consumirse, práctica y sabrosa es el humus (de los árabes) para acompañar ensaladas o poner en emparedados. Se necesita, para 1/2 k de garbanzo (remojado durante la noche), 2 li-mones, 3 dientes de ajo machacados, una pizca de sal de grano, 1 o 2 cucharadas de aceite de olivo y tahini (pasta de ajonjolí) si se tiene.

Cocer el garbanzo por una hora y ponerle la sal. • Escurrir y separar una taza del agua de cocción. • Licuar con esta agua los garbanzos hasta que quede un puré homogéneo.• Añadir ajos, jugo de limón y tahini y seguir licuando (3 a 5 minutos) hasta que tenga una consistencia suave. • Vaciar en algún utensilio para agregar el aceite de oliva y revolver. • Se guarda tapado en el refrigerador. (Se puede acompañar con perejil fresco en el momento de consumirse).

Nota. Como las leguminosas son un poco difíciles de digerir, antes del cocimiento conviene ponerlas a remojar en la noche y cambiarles el agua, con lo que se evitan fermentaciones y gases (el exceso de nutrientes que no se metabolizan debidamente, hace trabajar más a los riñones o se acumula en las articulaciones produciendo molestias reumáticas). Se les agrega cebolla (y epazote a los frijoles negros); la sal se pone casi al final para que no queden duros. Y por el ácido úrico, conviene limitar su consumo al mínimo a quienes tienen problemas en músculos y articulaciones. Esto se refiere a los granos (ya que, al contrario de lo que sucede en las carnes, no pasa el ácido úrico al caldo de cocimiento). El caldo de frijol sí se puede consumir con toda confianza. Y también por el ácido úrico, conviene acompañarlas con verduras alcalinizantes (por ejemplo frijoles con calabacitas, habas con nopales...)

Grasas, oleaginosas y semillas

Grasas

Además de los carbohidratos, las grasas son otra fuente de energía; dan más sabor a los alimentos y producen una sensación de saciedad que impide comer en exceso. A partir de las grasas que se consumen en los alimentos y después de ser digeridas y desdobladas en compuestos más sencillos (ácidos grasos saturados e insaturados), el organismo forma sus propias grasas con importantes funciones como regular la temperatura del cuerpo, transportar vitaminas, proteger y acolchonar los órganos internos y la parte exterior del cuerpo.

De esas grasas, las que circulan en la sangre son el colesterol, los triglicéridos, los fosfolípidos (como la lecitina) y los AGEs (Ácidos Grasos Esenciales). El colesterol lo fabrica el mismo organismo y se necesita para formar células fuertes, además, tiene importantes funciones relacionadas con las hormonas y los productos biliares; los triglicéridos son necesarios para la producción de energía; los fosfolípidos son grasas complejas con fósforo y necesarias para el sistema nervioso.

Los AGEs son ácidos grasos insaturados de los alimentos que se combinan en cadenas, largas o cortas, formando sobre todo los omega 3 y 6.

Los omega-3 intervienen en funciones muy importantes: estimulan el poder de autocuración del organismo y suben las defensas; toman parte en las funciones de hormonas y neuro-transmisores; bajan la presión, el colesterol y los triglicéridos elevados; hacen permeables las membranas celulares facilitando la entrada de nutrientes y ayudan a bajar de peso cuando es necesario.

Omega-3 hay en:
- la soya (el frijol, la leche y el queso tofu)
- las semillas (linaza, chía, pepitas de calabaza)
- las oleaginosas, sobre todo las avellanas y las nueces
- los vegetales de hoja verde y los chícharos
- el arroz integral y el trigo entero

• los pescados de agua fría (salmón, sardina, atún, macarela, trucha arcoíris, arenque)

•el huevo enriquecido (de gallinas de libre pastoreo, sin antibióticos, hormonas, estrés...o alimentadas con polvo de pescado, algas marinas o semillas de linaza.)

Los omega-6 forman parte de la mielina que recubre los nervios y se encuentran en alimentos vegetales, sobre todo en las semillas de donde se extraen los aceites para cocinar. Lo importante es que los omega-6 tienen que estar en una proporción de 2:1 respecto a los omega-3.

Los alimentos que tienen grasas que nutren y curan son: **las oleaginosas** (avellanas, nueces, cacahuates, almendras, piñones, castañas); **semillas** (de girasol y calabaza; ajonjolí, chía, linaza, alpiste, guaje); **leguminosas** (granos de vaina). De los **cereales**, la avena es especialmente rica en lecitina para el cerebro (y todos los cereales bajan el colesterol y los triglicéridos cuando es necesario siempre y cuando sean integrales, ya que la cascarilla es la que realiza esa función).

Frutos oleaginosos

(Llamados así por su contenido grasoso) como las almendras, las nueces, las avellanas, los piñones, las castañas (y los cacahuates) tienen más nutrientes que la leche o el huevo: buenas grasas, proteínas, calcio, hierro y fósforo. Con vitamina C (que no tiene el huevo). Tienen la propiedad de bajar los triglicéridos cuando es necesario y bien masticadas tienen una acción limpiadora sobre la dentadura. (Como están protegidos por cáscaras duras, no les afectan los pesticidas.)

La **almendra** contribuye a alcalinizar la sangre; tiene más minerales que la carne (calcio, zinc, fósforo y magnesio) y la proporción calcio/fósforo es mejor que en el huevo, por lo que ejerce un poder remineralizante que fortalece el sistema nervioso y favorece el rendimiento intelectual. La leche de almendra tiene vitamina E y es muy buen alimento para los lactantes; también ayuda a las nodrizas cuando escasea la leche, durante el crecimiento y en las convalecencias; en diarreas y sobre todo en trastornos respiratorios. (Un licuado de almendras se prepara con una taza de almendras ya peladas en dos y media tazas de agua.)

La avellana tiene más del doble de calcio que la leche y es fácil de digerir. Buen alimento para mejorar la memoria y de gran ayuda en trastornos urinarios, durante el embarazo y en la época de crecimiento.

Las castañas son alcalinizantes, tienen antioxidantes (vitaminas A, C, E) y vitaminas del grupo B así como calcio, magnesio y fósforo en buena proporción. Ayudan en especial durante la lactancia y el crecimiento, en diarreas, afecciones cardiovasculares y en trastornos genitales (próstata en hombres y menopausia en mujeres).

El cacahuate (avellana americana) tiene más proteínas completas que la leche o el huevo; después de la soya es el alimento más rico en proteínas completas y buenas grasas y, por lo tanto, de gran ayuda en problemas de piel como resequedad, urticaria o erupciones. Favorece el buen estado del corazón y es buena fuente de melatonina para un sueño reparador. Tiene zinc, calcio, hierro, fósforo, magnesio y manganeso.

La macadamia tiene omega-3 y magnesio; es útil en trastornos del sistema nervioso, en la depresión y en la fatiga crónica así como en dolores en la región precordial, el colon o la matriz.

La nuez tiene omega-3 y vitamina B favoreciendo el sistema nervioso en casos de agotamiento, irritabilidad y depresión siendo igualmente recomendable en trastornos cardiovasculares. También tiene una acción directa en el aparato reproductor: en el hombre aumenta los espermatozoides y la potencia sexual; en la mujer mejora la respuesta a los estímulos sexuales. En ambos puede ser útil cuando hay esterilidad (por su contenido en manganeso). También tiene cobre, fósforo, hierro, calcio y zinc. Magnífico alimento para estudiantes y deportistas. Además de nutritiva, contribuye a dar más sabor cuando se usa en ensaladas, guisos y panes (va muy bien con el camote y la manzana).

Los piñones fortalecen el sistema nervioso en los estudiantes y la memoria; ayudan a disolver el exceso de mucosidades en el aparato respiratorio y son útiles en caso de anemia.

Los **pistaches** son ricos en hierro y cobre. La nuez de Brasil tiene vitaminas B y E.

A las oleaginosas, ricas en proteínas y buenas grasas les falta fibra, por lo que conviene consumirlas con moderación o acompañarlas de alimentos con fibra: pan integral o vegetales crudos (apio, zanahoria, jícama...)

Semillas comestibles

Son más fáciles de digerir que las oleaginosas porque tienen menos grasas. Las de girasol y calabaza, el ajonjolí, el alpiste, la chía y la linaza son muy nutritivas por su contenido en proteínas (en mayor cantidad que en las carnes). Se pueden consumir tostadas (girasol, calabaza, ajonjolí, guaje...), cruda o hervida (chía), cruda, licuada y colada (alpiste).

Tienen hierro y cobre así como magnesio que es necesario para la trasmisión de los impulsos nerviosos y el sistema músculo esquelético, evitando calambres y espasmos. Su vitamina D ayuda a formar huesos y dientes saludables. Si se consumen con regularidad, las semillas ayudan a fortalecer la vista, a tener más resistencia a las infecciones y a eliminar parásitos intestinales. Mantienen una buena circulación lo que impide trastornos cardíacos y de las articulaciones.

El ajonjolí tiene hierro, fósforo, calcio y magnesio así como vitaminas B y E todo lo cual fortalece el sistema nervioso, el cerebro y los ojos (de gran ayuda en casos de nerviosismo, estrés, insomnio y depresión). También es benéfico para el corazón y la circulación ayudando a protegerse del envejecimiento de la piel al tiempo que fortalece el cabello y las uñas.

El gomasio o sal de ajonjolí se prepara poniendo a tostar en un sartén de 15 a 20 cucharadas de ajonjolí por una de sal de grano, moviendo hasta que tome un color dorado claro. En la licuadora se le dan varios piquetes para que quede martajado y después se guarda en frasco de vidrio. Muy sabroso para espolvorear sobre el arroz integral y las ensaladas.

Las de chía, en cuando a omega-3 son equivalentes al aceite de pescado. (Dos cucharadas en dos tazas de agua y hervir por dos minutos; se agrega agua para tomar como agua de uso.)

Las semillas de girasol tienen calcio, hierro y zinc; son ricas en vitamina E y, además, tienen lecitina. Son un buen alimento en la época del embarazo y ayudan en afecciones de la piel (sequedad, urticaria, erupciones).

Las pepitas de calabaza son alcalinizantes; estabilizan la glicemia y protegen de diabetes; ayudan en casos de inflamación de la vejiga (son diúreticas); tienen zinc y calcio (que protege de osteoporosis). Por la presencia de fitoesteroles bajan el colesterol malo; por los fitoquímicos protegen de cáncer de próstata y mamario, y por el triptofano alivian de irritabilidad y depresión ayudando a tener un sueño reparador y a estar buen humor. Son un auxiliar para deshacerse del tabaquismo.

De la linaza (molida es mejor), más de la mitad es omega-3 y rica en fibra por lo que es laxante. Además de gastritis y colitis es útil en afecciones del hígado, el corazón, los pulmones y los riñones. Fortalece los huesos, los dientes, las uñas y la piel. (La linaza es tan efectiva en cáncer de próstata y mamario como el Tamoxifen, pero sin los efectos de ese producto tóxico.)

Con **el alpiste** se prepara una espumosa leche alcalinizante que ayuda en sobrepeso y diabetes.

Y en cada región hay semillas igualmente nutritivas. Las de guaje tienen hasta 25% de proteína (más que la carne). Las de algarrobo, que tienen calcio, hierro y fósforo, se usan molidas en panes y postres en lugar de chocolate. De las frutas frescas, algunas como las de uva y de sandía se pueden comer (en poca cantidad para evitar una indigestión).

Si se consumen oleaginosas, semillas, leguminosas, cereales integrales y vegetales de hoja verde, se le estarán dando al organismo las mejores grasas. Y algo muy importante: desde el envejecimiento prematuro hasta enfermedades graves, pueden ser detenidos con las grasas adecuadas.

Otro detalle de suma importancia para conservar o recuperar la salud, es reducir al mínimo los alimentos que suelen freírse (todas las grasas industrializadas, sólidas o liquidas, tienen serias contraindicaciones). Pueden usarse para freír: los aceites extraídos en frío (que fortalecen los tejidos y lubrican la piel y el pelo), el de coco, el de oliva (sin quemarlo, que no saque humo); de semilla de uva; de ajonjolí, de cacahuate. Los aceites comerciales, en cambio, pueden utilizarse para aderezar ensaladas.

__Algunos tips prácticos__: 1) La linaza molida se guarda en refrigerador mientras se consume, hasta por 2 semanas, para que los ácidos grasos omega-3 no se hagan rancios. 2) El mejor aderezo de ensaladas es el jugo de limón con aceite o el vinagre balsámico 3) Para lo que se acostumbra saltear en poca grasa, se puede sustituir ésta por jugo de manzana, vinagre, miso macrobiótico o tahini (pasta de ajonjolí); o hasta un poco de agua y baja temperatura en lugar de aceite o manteca.

Vegetales

Después de los cereales, **los vegetales (verduras, hierbas silvestres, algas marinas...) son los alimentos más importantes:** tienen minerales, vitaminas, enzimas y fibra; complementan a los cereales y las leguminosas con minerales, folatos, pro-vitamina A y vitamina C. Algunos (de las familias crucíferas y liliáceas) tienen fitoquímicos anti-oxidantes que protegen o curan de cáncer y enfermedades del corazón.

Las enzimas facilitan la digestión de los alimentos para tener energía y por la fibra producen esa sensación de plenitud que es necesaria para una buena digestión, mantenerse en el peso correcto y evitar la obesidad.

Algunos vegetales tienen proteínas como el brócoli, la chaya, el nopal, el aguacate, la alfalfa; el alga espirulina las tiene en un alto porcentaje. Las proteínas vegetales promueven la movilización del torrente sanguíneo, disminuyendo la retención de líquidos y la celulitis. Como los vegetales son alimentos acuosos, contribuyen a que las sustancias nutritivas lleguen a todo el organismo, limpiando de paso de residuos dañinos. Y como su ingesta produce satisfacción, el organismo siente menos deseo de comidas pesadas o dulces.

Regulan la presión sanguínea, favorecen la formación de glóbulos rojos y ayudan a eliminar la nicotina de los cigarrillos. Son diuréticos, favoreciendo la eliminación urinaria para evitar hinchazones. También ayudan en inflamaciones de las articulaciones. En general, evitan el estreñimiento, dan energía y contribuyen a la vitalidad y la resistencia física; estimulan los procesos mentales, enfocan la atención, fortalecen la voluntad y proporcionan paz y tranquilidad.

La clorofila de los vegetales verdes, es necesaria para el buen funcionamiento del hígado y del intestino así como para que se asimilen las proteínas. Frena el crecimiento de las bacterias tóxicas (causantes de putrefacciones y mal aliento) y evita infecciones en la boca, el oído y la garganta. Los vegetales verdes tienen triptófano (que el organismo transforma en serotonina) para mejorar el estado de ánimo, el bienestar, el buen humor y la alegría.

La mayoría son alcalinizantes y cada uno tiene un perfil nutritivo propio que al interactuar con otros, multiplica su beneficio en forma exponencial. Hay una gran variedad: calabacitas, chilacayotes, colecitas, flores (de calabaza, de yuca; brócoli, coliflor...). Lo mejor es aprovechar los de la región donde se vive y si es posible, cultivarlos en casa. Y como cerca de la superficie de ciertos vegetales se concentran más las vitaminas y los minerales, es preferible no pelarlos (zanahoria, camote, nabo...) quitando la cáscara solo de aquellos sitios que no estén en buenas condiciones.

Aguacate, con grasas que hidratan la piel y el cabello; tiene vitamina E y antioxidantes y es buen alimento para diabéticos. (Pero cuidado porque tiene demasiado potasio.)

Alcachofa, que es un medicamento natural para el hígado y las articulaciones. Bueno en diabetes.

Alfalfa, rica en proteínas; el germinado tiene folatos antioxidantes.

Apio, que protege de diabetes y otros trastornos.

Berros (cresó), con vitaminas antioxidantes y enzimas que impiden que se acumulen las toxinas: Buen aperitivo que aumenta el jugo gástrico.

Brócoli con calcio, magnesio, potasio, hierro, zinc, selenio; con sulforafame para la producción de enzimas. Protege de obstrucción de los pulmones en los fumadores.

Calabaza de Castilla para hipertensión (tiene muy poco sodio) y para vista cansada (también evita la formación de cataratas).

Camote o boniato de muy fácil digestión por su delicada fibra que produce un efecto suavizante en el intestino; favorece la producción de leche durante la lactancia.

Col rizada (berza, kale) tiene proteínas y omegas 3 y 6. Es rica en hierro y calcio; también tiene vitaminas A, C y K así como antioxidantes. Es desintoxicante: limpia el hígado y la sangre, baja el colesterol, protege de cáncer, de enfermedades del corazón y de bajar de peso si no es necesario.

Coliflor, igual que la col tiene antioxidantes y es magnífico alimento desde la infancia por sus nutrientes para el cerebro. La col agria (chucrut) tiene vitamina C y es útil en acidez estomacal y estreñimiento.

Chaya con proteína, vitaminas A, B, C y minerales (hierro, calcio, fósforo). Mejora la circulación, refuerza las paredes de los vasos sanguíneos y aumenta los glóbulos rojos. Alimento muy nutritivo y útil en especial en convalecencias, anemia, diabetes y cuando hay dolor renal.

Chícharos con calcio, hierro, cobre, zinc, manganeso y vitaminas B y C. Tienen antioxidantes y protegen de cáncer. Regulan los niveles de glucosa en la sangre (buen alimento para diabéticos); bajan el colesterol y ayudan en la construcción de huesos fuertes previniendo de osteoporosis.

Ejotes (judías verdes): importante fuente de proteínas y minerales (sobre todo magnesio y fósforo); también tienen vitamina C, B_6 y ácido fólico. Fáciles de digerir, son remineralizantes y diuréticos.

Flor de calabaza con vitaminas B y C y minerales como magnesio, calcio, fósforo, y potasio (que ayuda a la conexión entre músculos y nervios).

Lechuga en todas sus variedades (y usando también las hojas verdes que tienen más clorofila): rica en minerales, ayuda a conciliar el sueño. Útil para prevenir la diabetes.

Nopal, con proteínas y niacina. Su gran cantidad de fibra impide que el exceso de glucosa en la sangre se convierta en grasa; ayuda en la prevención y curación de la diabetes tipo 2.

Pepino que hidrata la piel y regula la flora intestinal. Buen diurético (y en aplicación local para picaduras de avispas).

Perejil con calcio y rico en vitaminas A y B; tiene más vitamina C que las naranjas y neutraliza la formación de gases en el intestino. Tiene antioxidantes (carotenoides y flavonoides) y previene de artritis, osteoporosis y trastornos cardiovasculares, así como de cáncer. (Para aderezar el arroz integral se quitan los tallos grandes y se pican finamente las hojitas.)

Rábanos, con una poderosa acción desintoxicante especialmente el grande blanco conocido como rábano japonés o daikon. Los rabanitos rojos son buenos en trastornos respiratorios (y su consumo regular ayuda a deshacerse del tabaquismo).

Verdolagas, ricas en minerales como potasio, calcio, magnesio, hierro y fósforo. Útiles en estreñimiento, infecciones intestinales, várices y diabetes. Tienen neuro-trasmisores como la dopamina.

Yerbas aromáticas (albahaca, cilantro, laurel, yerbabuena, romero, tomillo, orégano...). Realzan el sabor del alimento sin enmascararlo; con ellas se puede sustituir la sal de mesa sin que se note demasiado. Para tenerlo en cuenta sobre todo cuando hay hipertensión.

Yerbas silvestres o quelites (pápalo, hoja santa, huauzontle, diente de león, achicoria, ortiga, cardo...). Ricas en vitaminas A y C, tienen calcio, potasio y hierro. Fortalecen los vasos sanguíneos y refuerzan el sistema inmunológico. Están libres de insecticidas y son magníficas en ensaladas, crudas o salteadas (de preferencia conviene que estén tiernas.)

Zanahoria: evita la acidez de estómago y es útil tanto en estreñimiento (por su riqueza en fibra) como en diarrea (jugo colado con un poco de limón); fortalece los pulmones y ayuda a la expulsión de las mucosidades (jugo con miel y limón); aumenta la fuerza y la elasticidad de los tejidos en músculos, huesos y articulaciones. Útil en trastornos de la piel (es cicatrizante) y del sistema nervioso (especialmente los ojos). Estimula la producción de leche y mejora la sangre de la madre y del bebé durante la lactancia. Eleva las defensas.

Cebolla, **poro y ajo** con múltiples beneficios en trastornos digestivos, circulatorios y renales. En problemas respiratorios ablandan las secreciones facilitando su expulsión. (El ajo tiene selenio.)

Vegetales marinos (algas)

De mucho nutritimento: buena sal, todos los minerales (incluyendo el germanio), con enzimas (para el equilibrio ácido-alcalino); vitaminas A, C y del grupo B (incluyendo la B_{12}) y clorofila para asimilar las proteínas. Son desintoxicantes (combaten los efectos de la contaminación ambiental y de las radiaciones, contribuyendo a la regeneración de los tejidos); **intervienen en el control del peso corporal regulando** la tiroides (y la activan cuando, por no funcionar bien, hay tendencia a la obesidad); su fibra soluble tiene lactobacilos acidófilos (para reparar los daños de antibióticos y medicinas de patente). Útiles en diabetes, previenen de cáncer y envejecimiento prematuro.

Hay una buena variedad: nori (para el sushi), combu (para los frijoles), wakame, hiziki, etc. (para sopas y ensaladas)... El alga **espirulina**, ayuda a repoblar la flora intestinal, sube las defensas, ayuda en casos de desnutrición, obesidad, artritis reumatoide y cáncer; también en Parkinson y Alsheimer. Además, regula el colesterol, la glucosa de la sangre y la presión arterial disminuyendo el riesgo de una embolia cerebral. El alga agar-agar toma una consistencia gelatinosa y conviene usarla en lugar de grenetina animal (que no se asimila) en gelatinas, budines, postres. Igual que la fibra, estas agarinas retienen agua en el intestino para evitar el estreñimiento (los laxantes alteran la flora intestinal).

Los germinados

Diferentes al germen de trigo, los germinados son **los brotes de las semillas cuando comienzan a germinar.** Los granos secos (cereales y leguminosas) y las semillas, conservan su vitalidad por mucho tiempo si se guardan en condiciones favorables (muy importante, sobre todo cuando escasean los alimentos frescos). Tienen proteínas, minerales, vitaminas y enzimas. Generalmente se combinan con otros vegetales en ensaladas o pueden ir salteados (como en el chop suey).

En los mercados hay de alfalfa, soya, lenteja, rábano, cilantro, amaranto y otros; también se pueden hacer en casa. Tienen la ventaja de que no necesitan tierra (sólo agua y calor), ni están expuestos a bruscos cambios atmosféricos (sequías, granizo, inundaciones).

En relación con la conservación de los alimentos, en el pasado los vikingos se libraban de hinchazón de las encías y hemorragias (escorbuto) llevando chucrut (col en salmuera) a bordo. Y los orientales mucho más tiempo atrás, lo hacían mejor porque preparaban germinados durante sus travesías marítimas.

Los encurtidos y probióticos

Los encurtidos como los pickles, son vegetales fermentados en una solución de sal de mar. **Tienen pro-bióticos** (bacterias benéficas que son un fertilizante para la flora intestinal) por lo que son muy importantes para la digestión: reducen los gases, evitan el estreñimiento y mejoran la digestión de las grasas reduciendo su retención. Además, suben las defensas. **También tienen pro-bióticos las alcachofas, la avena, la cebada, el alga espirulina, la sopa de miso**... Y son una buena ayuda en casos de diarreas infecciosas, inflamaciones intestinales, problemas de colon, intestino irritable y fatiga. **El amaranto** es un pre-biótico que previene de enfermedades intestinales y es anticancerígeno.

Los encurtidos son **vegetales fermentados en agua** (o a presión) que pueden conservarse por varios meses y se consideran como vegetales frescos: no se descomponen y tienen la ventaja de conservar sus propiedades nutritivas.

El chucrut (col fermentada) es un encurtido tan nutritivo y saludable que a los trabajadores que construyeron la Muralla China, los alimentaban con arroz integral y chucrut para que se conservaran sanos y fuertes. Las aceitunas también son encurtidos. Y se pueden preparar pepinillos, rábanos, coliflor, cebolla, alcaparras... Las cáscaras de las frutas también se pueden fermentar (el tepache, por ejemplo, es una bebida ligeramente fermentada a base de cáscaras de piña y piloncillo).

Para preparar un encurtido: la salmuera se hace con 1/4 de K de sal de grano para un litro de agua; se hierve y se deja enfriar. Se cortan en trozos pequeños: zanahoria, jícama, coliflor, calabacitas tiernas, cebollitas de cambray y se colocan en frasco de vidrio de boca ancha en el siguiente orden: cebollas, coliflor, calabacitas, jícama, zanahoria. Se agrega el agua salada y se deja reposar por 3 o 4 días en lugar fresco y oscuro. Ya listo, se tapa y se guarda en el refrigerador para su consumo.

Frutas

Para un consumo saludable de fruta conviene tener en cuenta:

• Que sea de cultivos orgánicos y cortada en su punto óptimo de maduración natural.

• Que sea de la región donde uno vive y de acuerdo con la estación del año.

• Lavarla con energía y secarla bien.

• Que no venga enlatada o embotellada (por los aditivos) y menos en gelatinas, mermeladas, jaleas o postres que tienen hasta la mitad de azúcar.

Como las frutas tienen un alto contenido de carbohidratos simples como la fructosa, su digestión es muy rápida y también pasa con rapidez a la sangre elevando la glicemia (al contrario de los carbohidratos complejos de los cereales integrales y los feculentos como el camote y la calabaza cuya digestión y asimilación es gradual).

Por esta razón es conveniente consumirla en pequeñas cantidades, sobre todo las frutas tropicales (plátano, mango, mamey, naranja...) y las deshidratadas (pasitas, ciruelas pasas, dátiles, orejones).

Los minerales más importantes se encuentran en casi todas las frutas: calcio, hierro, fósforo, magnesio y potasio. Además, la manzana tiene cromo, las uvas tienen cobre y sílice en tanto que hay boro en fresas, peras, duraznos, manzanas y uvas. Propiedades curativas de algunas frutas:

El coco fresco es más nutritivo y digerible cuando está verde por fuera. Por sus minerales, sobre todo el magnesio, es buen alimento para músculos, huesos y cartílagos; sus grasas no alteran los niveles de colesterol y, además de remineralizante, tiene una acción benéfica sobre el sistema nervioso. Buen alimento en casos de cáncer. El aceite de coco hidrata la piel, mejora la memoria y ayuda a prevenir infecciones por hongos, bacterias o virus.

Dátil, con vitaminas A, B, C y D, es útil en trastornos respiratorios, anemia, agotamiento y cáncer. Frena el envejecimiento celular.

Durazno, tiene vitaminas A y C. Ayuda a bajar de peso y a mejorar la visión; fortalece los huesos y los dientes; disminuye el riesgo de enfermedad cardiovascular y es útil en el cáncer.

Fresa, baja el colesterol dañino y es útil en la hipertensión y problemas cardiovasculares (reduciendo el riesgo de infartos); también en trastornos nerviosos o del hígado así como en las hemorroides. Contribuye a tener una piel sana y, como disminuye el ácido úrico, ayuda cuando hay artritis, gota o reumatismos. (Disuelve depósitos en las articulaciones.)

Granada, baja el colesterol y ayuda en casos de hipertensión y diabetes. Sus fitoestrógenos previenen de cáncer de próstata.

Guanábana, para el cáncer (también las hojas del árbol en té).

Guayaba: útil cuando hay diarrea (también la infusión con las hojas del guayabo); tiene una acción benéfica en trastornos cardiovasculares como hipertensión, arterioesclerosis, colesterol y triglicéridos elevados. Ayuda en casos de adicción al tabaco (dos o tres cada día).

Lima, con vitamina C, y flavonoides (que protegen el hígado); eleva las defensas frente a virus y bacterias y ayuda a prevenir infecciones. Ayuda en casos de diarrea. (La mejor es la de cáscara gruesa y amarilla.)

Manzana, cruda sin cáscara para la diarrea (y al contrario, cocida y con cáscara para el estreñimiento). Baja el colesterol y ayuda en trastornos del corazón, del hígado y de los riñones (ayuda a disolver cálculos). También es de gran utilidad en afecciones gotosas o reumáticas, la diabetes, el insomnio y la fatiga. Cuando hay fiebre, manzana rallada o en trozos y hervida un cuarto de hora.

Níspero, útil en infecciones urinarias y cálculos renales, así como en trastornos hepáticos e intestinales (incluyendo la diarrea).

Papaya, en gran variedad de trastornos digestivos (acidez, indigestión, úlceras, hernia hiatal, colitis, diarrea por infecciones o parásitos); en inflamaciones de vesícula o páncreas; baja el colesterol y ayuda en diabetes así como en trastornos de la piel (acné y celulitis).

Pera, evita la formación de gases y putrefacciones. Es de especial utilidad cuando hay tendencia a soltase del estómago y en la colitis. También en hipertensión y trastornos urinarios.

Piña, favorece la digestión y es de gran ayuda cuando hay falta de apetito, indigestiones y exceso de peso. Se utiliza en cáncer y cuando hay esterilidad.

Sandía, es el mejor diurético natural por lo que ayuda a eliminar líquidos retenidos y ácido úrico en exceso. Tiene un fitoquímico (licopeno) que baja el colesterol, protege del cáncer (especialmente de próstata) y frena el envejecimiento acelerado. Previene, asimismo de la ceguera que puede presentarse en personas de edad avanzada.

Tuna, regula el nivel de glucosa en la sangre y baja el colesterol dañino. Muy buena en caso de diarrea. El queso de tuna (jugo concentrado y solidificado) es nutritivo y sabroso.

Uvas, tienen vitaminas A, B, y C, proteínas con aminoácidos esenciales, minerales (calcio, hierro, magnesio, fósforo, yodo, sílice, manganeso, bromo y cobre) y en la cáscara, tienen sustancias que impiden el desarrollo del cáncer así como trastornos por hongos. Regulan la presión de la sangre y hacen que el corazón responda mejor tanto a los esfuerzos como a la tensión nerviosa; impiden que se formen depósitos de colesterol en las arterias coronarias y favorecen la fluidez de la sangre evitando la formación de coágulos. Ayudan en trastornos digestivos (estreñimiento, hemorroides y problemas hepáticos) y restablecen el equilibrio de la flora intestinal. Son útiles en trastornos de la piel y urinarios; en obesidad, artritis, gota y reumatismos. (Como quien dice, conviene comerlas todo el tiempo: frescas cuando es la temporada, en pasitas el resto del tiempo y, cuando sea necesario, jugo de uva.)

Limón tiene vitamina C que ayuda a prevenir resfriados y gripe; acelera la recuperación en fiebres y trastornos de bronquios (jugo con agua caliente y miel). Como su relación sodio/potasio está en equilibrio, protege de hinchazones y formación de coágulos, siendo un buen aliado en casos de hipertensión, arteriosclerosis y anemia. Es también útil en diarrea, gastroenteritis y colitis; infecciones urinarias y cálculos; artritis y afecciones reumáticas así como en la diabetes. Alivia el cansancio que se presenta después de ejercicio físico o deportes.

(El limón congelado, es especialmente útil en el cáncer pues en la cáscara tiene varias sustancias antioxidantes que frenan la división y el crecimiento de las células malignas sin afectar a las células sanas. Bien lavado se mete al congelador. Ya congelado se ralla sin pelar y la ralladura se espolvorea en los alimentos).

Micronutrientes: minerales y vitaminas

Los minerales

deben mantener ciertas proporciones con todos los demás nutrientes. Los que mejor guardan esas proporciones son los cereales integrales y los vegetales.

El calcio se necesita para huesos y dientes; se requiere un poco más cantidad en el embarazo, la lactancia, la dentición y, después de los 35 años para evitar la osteoporosis. Todos los alimentos de origen vegetal tienen calcio asimilable: el ajonjolí y las algas marinas, las leguminosas y el tofu casero (la soya tiene el doble de calcio que el queso de vaca), el garbanzo y el cacahuate; brócoli, perejil, zanahoria, germinados, chaya, hojas verdes de rábano, nabo y berros (tienen casi el doble de calcio que la leche de vaca y no produce mucosidades); manzana. También el charal seco, las sardinas y el salmón enlatados (con todo y huesos).

En los huesos, el sílice desaparece antes que el calcio (la caída del cabello y las uñas quebradizas son un signo temprano de descalcificación). Conviene consumir también alimentos con este mineral cuando haga falta el calcio.

El sílice, regenerador de los tejidos y que se necesita para los huesos, la piel y el cabello, está en el arroz integral, los vegetales de hoja verde, el rábano y las uvas.

El fósforo tiene que estar en cierta proporción para ser asimilado; los alimentos que mejor guardan la proporción son los vegetales (especialmente la col, los ejotes y la yuca/tapioca), las leguminosas (frijol, garbanzo, haba...) y los cereales integrales. También el huevo.

El magnesio tiene que estar en la proporción adecuada con el calcio (cuando no es así, es difícil que se asimile sin importar la cantidad que se ingiera). También es necesario para que se mantenga el equilibrio del sodio y el potasio (en el corazón y los músculos) así como la digestión de las grasas.

Si falta, pueden presentarse trastornos como arritmia, baja presión de la sangre, insomnio, ansiedad, dolores musculares, debilidad y fatiga; en los niños salida involuntaria de orina o hiperactividad. En la osteoporosis hay deficiencia de magnesio.

Buena fuente de magnesio son las semillas y las oleaginosas, las leguminosas y los cereales integrales, los vegetales y el huevo.

El hierro es necesario para la sangre. Se pierde 1/2 mg por día (y la mujer un miligramo durante la menstruación). En los alimentos vienen unos diez miligramos por lo que no es necesario tomar preparados de laboratorio que además, producen estreñimiento.

El hierro se encuentra en abundancia en las leguminosas así como en los vegetales, las oleaginosas y las semillas; también hay en los cereales integrales, el epazote, las manzanas, los tejocotes y las pasitas. La zanahoria tiene más hierro que las espinacas. Además, si falta hierro (en la anemia por ejemplo) conviene consumir más arroz integral y avena que tienen manganeso, porque éste se transmuta en hierro durante la digestión.

El boro, necesario en los huesos, la piel y el sistema nervioso (para concentrarse y mantener el cerebro alerta) tiene una acción especial para elevar los estrógenos naturales cuando hay dificultad para asimilar el calcio (en la menopausia por ejemplo). Su fuente principal son las fresas; también lo tienen uvas, duraznos, manzanas y peras; el cacahuate, los frijoles, los cereales integrales, los vegetales vedes, la zanahoria y la tapioca.

El cobre, (para las articulaciones, la sangre, el cabello...) se encuentra en cereales integrales y leguminosas, en las semillas, las nueces, las avellanas y las uvas.

El yodo, necesario en el buen funcionamiento de la tiroides, está en la soya, las habas y las nueces; la piña, las uvas y las moras; los ejotes, la cebolla y el ajo. La mejor fuente en lugar de sal yodada, (necesaria solo donde hay bocio) son los berros, los rábanos y las algas marinas. También tienen yodo el bacalao, el salmón y el huevo.

El selenio neutraliza el mercurio nocivo del pescado, ayuda a mantener el buen humor y protege de trastornos degenerativos; se encuentra en el trigo y arroz integrales, el ajo, la nuez de Brasil, el piñón y el piloncillo. También hay selenio en el pollo y de manera especial en el atún enlatado.

Manganeso hay en la avena y la quinoa; la coliflor, el brócoli y la cebolla; la avellana, la nuez y la almendra; en el agua de coco verde y en la canela. Necesario para conservar huesos fuertes y reforzar los tejidos conectivos (evita artritis y osteoporosis).

Otros minerales importantes son los que intervienen para regularizar la glucosa y la insulina en la sangre:

• **Cromo,** en la manzana; es necesario para la relación correcta entre la masa muscular y la grasa corporal.
• **Zinc**, necesario para la piel, los músculos y el aparato genital. Para evitar el sobrepeso, la hipertensión y la diabetes conviene aumentar el consumo de ajonjolí, apio, aguacate, higos y alimentos vegetales en general.
• **Magnesio**, del que se trató antes.

En cuanto a las frutas, los principales minerales se encuentran en casi todas: calcio, hierro, fósforo, magnesio y potasio.

En general, todos los minerales que el organismo necesita, se encuentran en cantidad suficiente en los alimentos en su estado natural. Algunos tienen poder antioxidante (para neutralizar los radicales libres que afectan la piel y otros tejidos) como el selenio, el zinc, el cobre y el manganeso. Todos se encuentran en los cereales integrales, las pepitas de calabaza y las semillas de girasol, las leguminosas y las frutas secas (pasitas, dátiles, orejones).

Por su parte, las algas marinas tienen todos los minerales mencionados y además, germanio.

Sodio/Potasio

Estos dos elementos tienen que estar en una relación de 1:5 (semejante a la relación entre las células y el medio que las rodea) para evitar hinchazones y para el buen funcionamiento del corazón. Los alimentos vegetales son los que mejor guardan esta relación. (Y las más alejadas son las frutas dulces, sobre todo el plátano.)

El potasio se encuentra en las verduras y las hortalizas (incluyendo la cebolla), en las leguminosas y en las semillas de girasol.

En cuanto al sodio, las mejores fuentes naturales son las algas marinas y la sal de cocina. Ésta se necesita en muy pequeña cantidad, unos 200 mg por día (la punta de una cuharadita), para completar el sodio propio de los alimentos. La mejor sal para guisar es la **sal de mar** (sal de grano) que conserva sus minerales (magnesio, calcio, potasio) y que atrae y absorbe sustancias dañinas para evitar el cáncer. (No hace falta poner sal en la mesa.)

Las Vitaminas

son compuestos indispensables para el buen funcionamiento del organismo; se necesitan en cantidades pequeñísimas y se encuentran en todos los alimentos de origen vegetal en su estado natural (orgánicos y en plena vitalidad) por lo que con una alimentación variada, no hay problemas de carencias vitamínicas. Las mejores fuentes de vitaminas son:

• Vegetales verdes que han estado expuestos al sol durante su crecimiento (incluyendo yerbas silvestres y condimentos frescos como perejil, yerbabuena...)

• Vegetales amarillos: zanahoria, camote, calabaza de Castilla...

• Vegetales redondos: col, coliflor, colecitas, hongos, flor de yuca...

• Cereales integrales y leguminosas

• Oleaginosas, semillas, algas marinas y fruta fresca

La **provitamina A** se transforma en el hígado para la vitamina correspondiente a partir de vegetales amarillos y frutas como el durazno y el chabacano, la mandarina y la naranja; también del dátil, el perejil, las algas marinas y el hongo shitake. El huevo tiene vitamina A.

Las **vitaminas B** generalmente trabajan en conjunto y realizan importantes funciones: contribuyen a conservar en buen estado el corazón y los nervios; favorecen la digestión; ayudan a que haya niveles adecuados de enzimas antioxidantes y a eliminar depósitos de toxinas. Producen energía extra cuando hay fatiga.

Hay vitaminas B en: papaya, piña, durazno, melón, sandía, tejocote, níspero, dátil y coco. También en el arroz integral, la lechuga, los chicharos, los quelites y la zanahoria. En el garbanzo, la soya, el frijol y la lenteja; en los cacahuates, las nueces, las avellanas; en las algas marinas y en los germinados (alfalfa, soya, trigo); en el miso y en el tamari (salsa de soya macrobiótica). La **vitamina B12** en especial, se encuentra en los cereales integrales, la soya y el tofu, las algas marinas y el hongo shitake. **Ácido fólico** hay en el brócoli, el aguacate, las calabacitas y los vegetales de hoja verde; en los cereales integrales, la soya y el frijol; el cacahuate y el melón. En los productos animales en: huevo, atún y salmón.

La **vitamina C** es como una barredora de desechos (incluyendo los virus), sube las defensas, baja el colesterol y ayuda a que haya encías saludables. Favorece la formación de colágeno y evita el desgaste de las articulaciones conservándolas fuertes y flexibles. Se encuentra en: guayaba, mandarina, toronja, naranja, tejocote, dátil; en la zanahoria, las algas marinas y el hongo shitake.

La **vitamina D** para huesos, dientes y nervios sanos (y sueño reparador) está en el dátil y los pescados (sardina, salmón y atún); también en la avena, el apio y las semillas de girasol (sin olvidar que el sol también interviene en su formación).

La **vitamina E** para la piel, los músculos y la función reproductora; protege el corazón y ayuda a que haya una buena circulación (evitando la formación indebida de coágulos). También protege las células de los radicales libres haciéndolas más resistentes. Tienen vitamina E: apio, aguacate, alcachofa y lechuga; el higo, la breva y la sandía; los cereales integrales, las lentejas y la soya (tofu y el germinado); las nueces, el cacahuate y la almendra; el hongo shitake y el té verde.

Las vitaminas A, C y E son antioxidantes y las tres se encuentran en el brócoli, la col, la coliflor, la lechuga, el pepino, la zanahoria, la cebolla y la alfalfa; en las fresas, la guayaba, la uva y la toronja; también en el trigo germinado.

Nota. Como las vitaminas B y C fácilmente se disuelven en agua y se destruyen con el calor, es conveniente no tener mucho tiempo en remojo (al desinfectar) los alimentos que se consumen crudos, ni sobrecocinarlos (después de 17 minutos se destruyen las vitaminas). Por su parte, el arroz integral no necesita lavarse con exceso porque se van las vitaminas de la cascarilla.

Bebidas y endulzantes

Las bebidas

están en relación con el agua que el organismo necesita y que obtiene:

• De la que contienen los alimentos (por ejemplo, los vegetales tienen de 80 a 90 % y los cereales cocidos de 60 a 70 %).

• De la que se usa en la preparación de los mismos (el arroz integral, aparentemente seco, ya absorbió dos veces su volumen de agua)

• De los líquidos que se toman

Estos últimos tienen que estar de acuerdo con la edad, tipo de ocupación, la temperatura ambiente. Se pierde más líquido cuando hay diarrea, vómito o sudores abundantes (fiebre, ejercicio violento, clima cálido). En general, un litro y medio de agua al día en promedio es suficiente (un poco más en los casos antes mencionados o cuando hay estrés o situaciones difíciles).

El agua natural filtrada, tomada a sorbos (poco a poco para que quede bien insalivada) es la bebida más saludable ayudando a que el organismo esté bien hidratado; favorece la digestión, transporta los nutrientes e interviene en una buena eliminación de desechos; regula la temperatura y mantiene la piel hidratada.

El agua sola activa el cerebro, entre otras cosas para el correcto funcionamiento de la memoria; aumenta el nivel de energía aliviando la fatiga mental y mejorando la coordinación mente-cuerpo. (Es muy recomendable tomar un poco de agua al levantarse de la cama para estar más despierto, ya que el agua es el mejor conductor de energía. De paso, ayuda al buen funcionamiento del intestino.)

Si no se toma suficiente agua la sangre se espesa, dificultando la circulación (con palpitaciones y dolorimiento en el pecho pudiendo subir la presión arterial); además de confusión mental, fallas de memoria, estrés y envejecimiento cerebral prematuro, pueden presentarse trastornos emocionales.

Esto es de especial importancia en tiempos de frío porque no se siente sed; al contrario, tomar agua en exceso aumenta la eliminación urinaria, con más trabajo para los riñones y aumentando la presión de la sangre o produciendo retención en forma de hinchazones o exceso de peso.

Lo más conveniente es tomarla entre las comidas (y poco líquido para acompañar a las mismas). La temperatura es importante: debe estar "al tiempo", sobre todo durante las comidas (los líquidos muy calientes inactivan los jugos digestivos y los muy fríos los diluyen produciendo acidez). En general, el agua helada perjudica la garganta y los pulmones; pero si se toma agua o bebidas frías durante la comida, las grasas se solidifican retrasando la digestión; además, y esto es más grave, reaccionan con los ácidos recubriendo las paredes del intestino y favoreciendo el desarrollo de cáncer.

El agua magnetizada (de filtros o jarras) ayuda a eliminar toxinas del organismo. Mandar pensamientos positivos o bendecir el agua también alínea las moléculas y su estructura mineral es igualmente benéfica para la salud. Otras formas de tomar líquidos son:

• El agua de limón o de frutas (si van endulzadas, de preferencia que sea con miel de piloncillo).

• El agua de coco verde es nutritiva y curativa: tiene carbohidratos complejos con fibra; vitaminas B y C; varios minerales; fitohormonas que elevan las defensas. Útil para mejorar la digestión, en deshidratación por diarreas, como diurético y para evitar artritis y osteoporosis. Además de ser agua pura, sin microbios ni sustancias tóxicas, eleva las defensas.

• Jugos de verduras o de frutas. Son nutritivos y curativos, más si son frescos y con algo de la pulpa o la fibra.

• Hay un jugo de uva concentrado (molido con cáscara y semillas) sin azúcar ni aditivos; sus flavonoides antioxidantes ayudan en hipertensión y colesterol elevados. Y como también favorece la elasticidad de las articulaciones, este jugo resulta mejor que el vino tinto.

• Infusiones de yerbas (de preferencia los tés caseros, sin colorantes); la yerbabuena y el té limón facilitan la digestión; el diente de león es desintoxicante (purifica la sangre y es bueno tanto para la anemia como en trastornos hepáticos y renales).

• El té verde (diferente al negro porque está sin fermentar) tiene fitoquímicos que neutralizan los radicales libres y los taninos fenólicos de las carnes y los embutidos; tiene que tomarse solo ya que si se agrega leche o crema se anulan sus efectos benéficos. *(Como tiene trazas de cafeína pueden preferirse los tés macrobióticos, como el té bancha que es muy nutritivo, ayuda en la digestión y neutraliza los radicales libres. Tiene hierro y calcio; vitaminas A, C y algunas del grupo B; carbohidratos complejos. Ayuda a mantener la sangre alcalina.)*

Los endulzantes

La melaza (black strap) con vitaminas y minerales; es útil en afecciones de la piel, en la anemia y la osteoporosis.

• **La miel de abeja** (poderoso endulzante bueno para la tos y el asma; también favorece el sueño pero tiene que usarse con moderación porque es laxante). Puede usarse localmente en heridas, quemaduras y úlceras para evitar infecciones.

• **La miel de caña de azúcar** (jugo concentrado) que baja colesterol y triglicéridos.

• Otras mieles también nutritivas son la **de maple, la de agave, la de tuna** (y curativas la melipona y el aguamiel, para prevenir trastornos respiratorios).

• **Piloncillo o panela** (es jugo de caña de azúcar en bloque) con varios elementos nutritivos: carbohidratos, grasas, proteínas, vitaminas y minerales.

• Los productos de la planta **stevia**, con un alto poder edulcorante que regula la presión de la sangre y que puede usarse en casos de diabetes, pueden producir algún trastorno por lo que conviene usarlos con moderación. (En algunos países no está permitido su uso.)

Para endulzar, lo más saludable son las frutas deshidratadas: pasitas, dátiles, orejones (de manzana, pera, durazno, chabacano...). También se puede realzar el sabor dulce (del camote, la calabaza de Castilla, la zanahoria...) poniéndoles una pizca de sal al cocerlos.

Antioxidantes y fitoquímicos

Los Antioxidantes

están relacionados con los radicales libres.

La digestión de los alimentos genera, junto con la energía, partículas de desecho conocidas como **radicales libres**. Cuando estos se encuentran en exceso, la capacidad del organismo de defenderse, se ve sobrepasada dejando abierto el camino para casi cualquier enfermedad.

Afortunadamente, la mayoría de los alimentos al natural tienen sustancias que defienden al organismo de esos radicales libres: suben las defensas, protegen los tejidos y frenan el envejecimiento así como el desarrollo de células malignas. (Muchas de estas sustancias se concentran en la cascarilla de los cereales y en la cáscara de las frutas.)

Los antioxidantes que neutralizan a los radicales libres son: las vitaminas A, C, y E; algunos minerales como el selenio y el zinc; algunas enzimas (como la super-oxidodismutasa del arroz integral) y los fitoquímicos.

Los fitoquímicos

(de fitos-planta) son las sustancias con poder antioxidante, a las que deben su acción curativa los alimentos de origen vegetal: cereales integrales, verduras y raíces, leguminosas y oleaginosas, semillas y frutas. En general, protegen al corazón y las arterias así como a las células, manteniendo la elasticidad de las membranas. Entre ellos se encuentran:

Los **flavonoides**, que son esenciales (porque el organismo no los fabrica) y cuyos requerimientos se cumplen con una alimentación correcta. Su acción principal es en el sistema cardiovascular: protegen el corazón, refuerzan los vasos sanguíneos evitando que se rompan; mejoran la circulación de las extremidades (en caso de hinchazones, pesadez o dolor) y del cerebro (evitando la formación de coágulos y mejorando la actividad mental); previenen de hipertensión, endurecimiento de las arterias y diabetes.

• En los ojos mejoran la situación en caso de pérdida de la agudeza visual por pequeñas hemorragias locales

• En la piel ayudan en caso de heridas, manchas (puntos rojos o moretones) y tumoraciones

• Fortalecen los músculos y el tejido conectivo (frenan la destrucción de las articulaciones y participan en su regeneración)

• Favorecen el buen funcionamiento del hígado y los riñones; elevan las defensas en inflamaciones y alergias; protegen de la contaminación por plomo y mercurio

• Fortalecen el sistema nervioso y son una ayuda en casos de cáncer

• Reducen los daños bucales producidos por el tabaquismo

Los flavonoides se encuentran en el perejil, el apio, la coliflor, el brócoli, la cebolla; el tomillo, el tofu y algunas frutas: uvas, manzanas, capulines y fresas.

Las antocianinas (más potentes que las vitaminas antioxidantes A, B y C) se encuentran en frutas y vegetales cuyo color va del rojo al púrpura (rábano, y col y cebolla moradas; fresa, granada, capulín, uvas y moras; en las peras, los vegetales verdes y la flor de jamaica.

• Protegen el sistema nervioso y en especial al cerebro. Ayudan en casos de mareo por problemas del oído, fallas de memoria y en la depresión

• Protegen el corazón y dan una mayor resistencia a los vasos; regulan la presión de la sangre, el colesterol y los triglicéridos; y son de gran ayuda en caso de várices y fragilidad capilar

• Dan mayor elasticidad a músculos, tendones y ligamentos

• Tienen efectos benéficos en afecciones de la piel (herpes, inflamaciones, hinchazones) y en el deterioro de la misma frenando la destrucción del colágeno y la elastina

• Mejoran la visión (vista cansada, miopía, ceguera nocturna); ayudan en trastornos oculares por diabetes o degeneración macular y frenan el desarrollo de cataratas

• Intervienen en forma favorable en casos de obesidad y previenen de diabetes, osteoporosis y cáncer mamario

Los lignanos protegen el corazón y las arterias, previenen de cáncer mamario y de próstata, y frenan el crecimiento de tumoraciones tanto en el colon como en las glándulas mamarias. Se encuentran especialmente en la linaza molida; también en el centeno, la cebada, la avena, el brócoli, la zanahoria, el ajo, los frijoles y el ajonjolí.

Los polifenoles que son útiles en la diabetes y el cáncer; ayudan a mejorar la memoria, a bajar el colesterol y el exceso de peso. Se encuentran en la uva roja con cáscara, los cacahuates, las nueces y las moras.

Los carotenoides. Son varios y entre ellos se encuentra el licopeno (de la sandía, la granada y algunas otras frutas y vegetales) y el beta-caroteno (participando en la producción de vitamina A, que protege los ojos y corrige problemas visuales). Además:

• Intervienen en la regeneración de los tejidos tanto en trastornos de huesos y articulaciones como en casos de cáncer
• Suben las defensas y frenan el envejecimiento celular

Los carotenoides se encuentran en la zanahoria, el camote, las flores de calabaza, vegetales de hoja verde, el apio, el perejil, los germinados (de alfalfa, soya, lenteja...), las algas marinas; en frutas como la guayaba, el durazno, la papaya, la mandarina, la naranja, el mamey, el mango. Y en el huevo.

Los folatos, que incluyen el ácido fólico del grupo vitamínico B:

• Ejercen una acción protectora sobre el corazón y las arterias evitando trastornos cardiovasculares (y con menor riesgo de infartos)
• Mejoran la circulación del cerebro para tener buena memoria y una mente alerta
• Durante el embarazo, ayudan al producto para evitar malformaciones

Los folatos se encuentran en el cacahuate y demás oleaginosas, el frijol y otras leguminosas, en los vegetales de hoja verde (verdolagas, berros, apio, lechuga orejona, escarola, alfalfa...), en calabacitas y aguacates así como en el melón y el pescado.

Las isoflavonas favorecen la mineralización para que haya huesos fuertes y protegen las articulaciones del desgaste acelerado. Tienen acciones de defensa frente a bacterias, virus y hongos; detienen el envejecimiento de la piel cuando no hay suficiente colágeno y elastina; previenen de obesidad y diabetes; impiden el desarrollo del cáncer. Ayudan en trastornos de la próstata en los hombres y, por sus fitoestrógenos, son de gran ayuda en trastornos menstruales, menopáusicos o de postparto en las mujeres.

Las isoflavonas se encuentran en el amaranto y los cereales integrales; las oleaginosas (en especial en el cacahuate); en el garbanzo, las habas y la soya (leche y tofu); en chícharos, zanahoria, brócoli, coliflor, pepino, perejil y cebolla; en la manzana y en el té verde.

Los compuestos sulfurosos, que protegen en casos de infecciones e intoxicaciones así como en una gran variedad de enfermedades, incluyendo las degenerativas (cardiovasculares, de huesos y articulaciones, alergias...) y frenan el desarrollo del cáncer. Se encuentran en las liliáceas: el poro, el ajo y todas las variedades de cebolla; en las crucíferas: berros, brócoli, col, berza (col rizada o kale), colecitas de Bruselas; en los rábanos (sobre todo el daikon). También en el perejil, el limón y la toronja.

Macrobiótica

La macrobiótica

(de macro- grande y bios-vida) es un estilo de vida que tiene como objetivo principal ayudarnos a desarrollar nuestro potencial humano, a dejarnos guiar por las leyes de la naturaleza desde un punto de vista biológico (a través de la alimentación), ecológico, social y espiritual (tratando a los demás con amor y comprensión así como asumiendo nuestra responsabilidad en la gran cadena de los seres). Sus principios están basados en el libro Nei Ching, el Clásico de Medicina Interna del Emperador Amarillo (2704 A.C.)

El cuerpo físico puede estar en pleno vigor y funcionando bien, pero si no hay equilibrio físico, afectivo, mental y espiritual, en realidad hay cierta incoherencia que en algún momento se traduce en decadencia y en último término en enfermedad.

En macrobiótica se considera que los problemas de salud y sociales tienen como origen una mala nutrición y en particular un **desequilibrio entre el sodio y el potasio**. Y que tales problemas pueden corregirse con una alimentación apropiada, en especial utilizando cereales integrales y vegetales como alimentos principales (que son los que ayudan a crear y a mantener la salud).

Literalmente, a nivel físico, somos lo que comemos. Como todos los demás seres, el cuerpo del ser humano es una transformación de los alimentos.

Los aspectos más importantes de la macrobiótica incluyen:

• Comer cereales y vegetales en mayoría

• Para los alimentos, tener en cuenta el lugar geográfico y el clima en que se vive

• La noción de polaridad o teoría del Yin-Yang, es una parte esencial. La armonía viene cuando hay equilibrio de estos dos polos en nuestras vidas.

Tenemos libre albedrío para comer y vivir como queramos y, aunque no existen alimentos prohibidos, hay un criterio a partir del cual podemos elegir la forma más saludable. Se dice que la buena salud por una alimentación correcta, proporciona la felicidad para vivir la vida con alegría y agradecimiento.

El ying y el yang

Del centro de la tierra y por el movimiento de rotación, se genera una fuerza centrífuga. Al mismo tiempo, del espacio (sol, estrellas, el espacio mismo...) se manifiesta una fuerza centrípeta hacia el centro del planeta; y todo lo que hay en la tierra, incluyendo los alimentos, tiene la influencia de estas dos fuerzas. La macrobiótica está basada en esos dos principios, opuestos y complementarios, el yin (factor de contracción, tensión) y el yang (factor ade expansión, relajación).

De hecho, todos los elementos de la naturaleza están identificados con una cualidad que representa el ejercicio ambivalente de una fuerza en constante movimiento. Esos polos dinámicos corresponden al yin y al yang que están representados en el cuerpo humano por los elementos sodio y potasio, siendo el **sodio yang y alcalino, y el potasio yin y ácido. Y la proporción correcta entre ambos debe ser 1-5.**

En macrobiótica el arroz integral tiene preeminencia sobre todos loslos demás alimentos pues su proporción entre el sodio y el potasio es precisamente 1-5 (la misma proporción que en las células sanas). En la práctica, para conservar una buena salud debe haber un ligero predominio de sodio (alcalinidad). La dieta macrobiótica es nutritiva y curativa: las toxinas que envenenan el organismo, se van eliminando y las células se van regenerando. Y al crearse saludables condiciones de bienestar, vuelve el vigor, la salud y la alegría de vivir; se produce una armonía integral, en cuerpo y alma.

Para una alimentación correcta y tener buena salud, la ciencia macrobiótica sugiere:

• Abstenerse de todo alimento producido, modificado o alterado industrial o químicamente. Dar preferencia a alimentos al natural, frescos (de la estación y de la región donde se vive). Los cereales sí pueden conservarse sin modificar, independientemente de la estación

• Abstenerse de ciertos vegetales como el jitomate, los pimientos, las papas, los picantes

• Abstenerse de la sal de mesa o de roca; usar sal de mar (miso, tamari)

• Eliminar totalmente el azúcar (el aporte de carbohidratos en cereales, vegetales y frutas es suficiente. En caso de que no se satisfaga totalmente la tendencia de agregar más dulce, puede utilizarse la miel)

• Abstenerse de café y especias porque son tóxicos. (La mayoría de los tés comerciales tienen colorantes artificiales que son cancerígenos). Se pueden tomar infusiones de yerbas y té bancha.

• Abstenerse de las carnes (con una dieta equilibrada de predominio de cereales (lo más importante) y vegetales (segundo en importancia), el organismo no necesita ni un gramo de carne para funcionar bien. (Si no se puede prescindir totalmente de productos animales, el pescado y las aves pueden consumirse).

• Abstenerse de comer si se está alterado emocionalmente ya que las emociones negativas, la ansiedad, la preocupación, son un gran peligro para una buena digestión.

• Masticar bien. La insalivación produce cambios notables y hasta una eventual modificación radical del alimento.

• Usar utensilios de barro, acero o vidrio (no de aluminio que es dañino para los alimentos).

Un modelo de alimentación macrobiótica estándar incluye (más o menos):

• 50% de la alimentación diaria debe ser de cereales integrales, de preferencia en grano, ya que las harinas son más difíciles de digerir y al oxidarse pierden propiedades nutritivas

• Debe haber sopa 1 o 2 veces al día. En general, son de vegetales pero pueden incluirse cereales, leguminosas, algas, pescado. **La sopa de miso** es especialmente aconsejable debido a los efectos benéficos del miso (pasta de cereal o leguminosa fermentada) en la regeneración de la flora intestinal

• 30% de vegetales (crudos, al vapor, cocidos o fermentados).De uso diario son: brócoli, col, coliflor, berros, lechuga, zanahoria, calabacitas, nabo, berza (col rizada), colecitas de Bruselas, perejil, champiñones y setas; la cebolla, al cocinarse pasa de yin a yang con mayor valor nutritivo que incluso cualquier otro alimento vegetal yang.

• 15% de alguna leguminosa o sus derivados: tofu (horneado, encurtido o congelado), tempeh, natto; y seitán (éste es del trigo pero se incluye aquí por su alto contenido en proteína).

También se pueden consumir en cantidades variables los siguientes alimentos:

• Semillas y frutas deshidratadas
• Fruta fresca de la estación y de la región geográfica
• Pescado, de preferencia el blanco
• Bebidas diversas: infusiones de yerbas, cafés de cereales, jugos de verduras o frutas
• Aceites extraídos en frío (no extraídos a altas temperaturas con disolventes químicos a base de petróleo como los aceites comerciales); y condimentos como el jengibre (fresco o en polvo), algunas yerbas aromáticas, vinagre de ciruela umeboshi
• Condimentos para uso de mesa: gomasio (sal de ajonjolí), condimento de cebollines, umeboshi (fermentado de ciruela)

En la práctica macrobiótica se considera que los alimentos a evitar o a usar esporádicamente son: carnes rojas, productos lácteos, verduras o frutas de origen tropical (aguacate, plátano, mango, mamey...), café o té negro, sal refinada, alimentos refinados y con agregados químicos.

La parte más importante de la macrobiótica es la cocina, para que los alimentos sean variados y sabrosos por lo que conviene, además de leer libros de cocina, pedir ayuda a personas experimentadas en esta disciplina. (Es una disciplina ya que implica algunas modificaciones en los hábitos alimenticios, que producirán cambios a nivel físico, emocional y mental.)

Arroz Integral

El arroz es el cereal más conocido en el planeta. Ya maduro y seco, se le quita la corteza dura y queda listo para su consumo: es el arroz integral (brown rice). Tiene en equilibrio casi todos los nutrientes que el organismo necesita: proteínas, minerales, vitaminas y carbohidratos-con-fibra.

La fibra de la cascarilla (en equilibrio con la parte harinosa) separa las partículas para que puedan masticarse bien con lo que su digestión es más fácil, al mismo tiempo que ayuda en la eliminación de las sustancias de desecho. Y como la relación sodio/potasio es muy parecida a la de la sangre, es un alimento que se asimila con mucha facilidad. Su fibra ayuda también a mantener el peso correcto y a limpiar el organismo de acumulaciones indebidas como bolitas de grasa, calcificaciones, cálculos o pequeños tumorcillos.

Tiene magnesio, fósforo y potasio; vitaminas como la E, y en la cascarilla, algunas del complejo B. Ayuda a que se renueven las células y es un reconstituyente en casos de debilidad, agotamiento, anemia o desnutrición. Buen alimento para la piel (en la cascarilla tiene buenas grasas).

En el sistema nervioso es útil si hay trastornos del sueño, dolor de cabeza o migrañas, temblores, dificultad en la coordinación de movimientos; fallas de memoria, déficit de atención, hiperactividad, depresión, fatiga crónica y ansiedad. Tiene serotonina que ayuda a evitar la tensión y es un magnífico alimento para quienes realizan un trabajo mental intenso.

Preparación: De la cantidad de arroz que se va cocer, se pone a hervir un poco más del doble de agua y ahí se vacía el arroz (limpio y ligeramente lavado ya que no tiene talco) para que siga hirviendo unos minutos; se baja la flama al mínimo y, siempre tapado, se deja hasta que se evapore toda el agua. Los granos de arroz quedan blandos, firmes y separados. Si se seca y aún le falta cocimiento, se le agrega un poco más de agua caliente. Se deja reposar un rato y se revuelve antes de servirlo. Esto se hace espolvoreándole encima gomasio (sal de ajonjolí) y perejil finamente picado. (Cuando queda apelmazado, se puede utilizar de todas maneras para hacer atole o postre agregándole licuado de almendras y pasitas o alguna otra fruta deshidratada. Muy nutritivo. Y la siguiente vez se pone un poco menos de agua.)

• En lugares donde haya palmeras, el arroz se puede hervir en agua de coco; le da más sabor y nutrimento.

• Si se hace para una vez, se puede agregar elote, zanahoria o verdura picada. También se puede combinar con otros cereales (trigo entero, amaranto, quinoa o avena); una parte por cuatro de arroz.

• Se puede preparar en mayores cantidades para varios días. Se guarda en el refrigerador y se recalienta rociándole un poco de agua, tapándolo y poniéndolo a fuego bajo; queda como recién hecho.

• Además de la comida fuerte, es un alimento que puede tomarse en el desayuno y en la cena cuando la condición del organismo lo requiera.

Carbohidratos vacíos en los cereales

Para conservar la salud o recuperarla, el organismo necesita carbohidratos con fibra, proteínas adecuadas y buenas grasas; minerales, vitaminas, antioxidantes y agua. Los carbohidratos son de diferentes clases:
- Sencillos como la glucosa y la fructosa
- Dobles como la sacarosa y la lactosa
- Complejos como el almidón y el glucógeno

Entre los más conocidos están la glucosa de la miel y la fructosa que da sabor dulce a las frutas (sencillos), la sacarosa o azúcar de caña y la lactosa o azúcar de leche (dobles). **Los carbohidratos complejos constituyen la parte de harina-con-fibra de los alimentos.** Tienen suficiente fibra los cereales integrales, todos los vegetales y las semillas; un poco menos las leguminosas. (Las papas no tienen fibra.)

La velocidad con la que todos los carbohidratos se transforman finalmente en glucosa, marca una gran diferencia entre ellos:

Los simples y los dobles (en miel, fruta y azúcar) lo hacen con rapidez (lo mismo pasa con los carbohidratos vacíos de los productos industrializados.)

Los complejos, en cambio, se digieren con lentitud para pasar gradualmente a la sangre en forma de glucosa que, al quemarse dentro de las células, se transforma en energía.

A los cereales integrales les afectó la industria alimentaria cuando inventó las hojuelas para el desayuno, porque los privaron del germen y la cascarilla; con ello les han quitado: proteínas, minerales, vitaminas y antioxidantes (del germen) y fibra (de la cascarilla). La falta de fibra es causa de trastornos en el colon (porque no hay lactobacilos en la flora intestinal y sí hay presencia de bacterias tóxicas).

Cuando no hay suficiente fibra, el proceso digestivo se alarga hasta 3 días o más, mientras las materias fecales se pudren en el colon pudiendo ser la causa de estreñimiento, hemorroides, apendicitis, divertículos y hernia hiatal; várices, flebitis, obesidad e infarto. En estos casos se encuentran bacterias nocivas en el excremento que atacan a los ácidos biliares produciendo sustancias cancerígenas para el colon y el recto. (El azúcar también altera el tipo de bacterias aumentando la posibilidad de cáncer de colon o recto.)

Al quitar minerales se rompe el equilibrio de esos nutrientes trastornando su absorción. (Por ejemplo, la absorción del hierro depende de la cantidad adecuada de cobre; o si no hay suficiente fósforo, el calcio afecta la formación y reparación de huesos y dientes. De ahí anemias, descalcificación, osteoporosis.)

Privado de lo más importante el cereal queda insípido, problema que resuelven agregándole azúcar y sal. ¡Puede haber casi tanta azúcar como almidón! Y de sal, diez veces más de la que el organismo necesita. También aparecieron los cereales "enriquecidos" con vitaminas y minerales sintéticos, que el organismo no puede aprovechar en su totalidad porque no son orgánicos. Y finalmente cereales o pan integral con fibra (añadiendo salvado o All bran que tiene fitatos que obstaculizan la absorción de los minerales como calcio, hierro y zinc).

Además de los carbohidratos de los alimentos al natural, en la actualidad también hay **carbohidratos vacíos**, así llamados por su escaso valor nutritivo y que están presentes en la **harina blanca** que se usa en cereales para el desayuno y productos de panadería... Las pastas, pizzas y galletas son de harina blanca que no nutre y sí engorda (es almidón como el de las papas o el engrudo).

A diferencia de los carbohidratos de los cereales integrales que producen energía, los carbohidratos vacíos hacen que se pierda el gusto por los alimentos naturales y como no producen satisfacción, se siente la necesidad de comer más. Esto se transforma en grasa que se acumula como gordura difícil de quitar.

El pan. El llamado "pan integral", aunque oscuro, puede tener harina blanca y no es mucho mejor por el aceite o la manteca vegetal (productores de colesterol) y por los aditivos (sustancias que añaden para que se conserve el producto) y que son dañinos como los blanqueadores que destruyen la flora intestinal. Lo mismo es para el pan de varios cereales o de doble fibra, con fructosa de maíz, fosfato y propionato de calcio, lactato de sodio, sorbato de potasio, vitaminas, hierro y colorante (amarillo 5). Unos veinte ingredientes, de los cuales la avena en pequeñas proporciones puede ser el único cereal completo que tienen. Los productos del trigo industrializado son productores, a la larga, de miopía, caries, reumatismos y tuberculosis.

Hay otro problema, pues actualmente casi todo **el trigo está genéticamente modificado,** produciendo en quienes consumen esos productos: fatiga, anemia, osteoporosis (hay interferencia en la asimilación del calcio y del hierro), obesidad y diabetes (por trastornos en la tiroides), ansiedad, depresión, esquizofrenia (por alteraciones en el sistema nervioso). Agrava la colitis y produce tendencia al aborto durante el embarazo.

Y hay pocas alternativas. Una es el pan macrobiótico (100% de grano entero, con aceite de olivo o agua mineral, sal y levadura seca; sin sustancias innecesarias y dañinas); otra es el pan de masa madre si está hecho con trigo orgánico, o simplemente, hacer pan en casa.

Y para los enfermos que no toleran el **gluten** (proteína del trigo, del centeno y la cebada), la alternativa son los otros cereales: arroz integral, amaranto, trigo sarraceno, quinoa y tapioca. (La avena tiene poco gluten, así que puede consumirse con moderación.)

El maíz. El elote fresco proporciona energía porque tiene buena cantidad de harina-con-fibra y es más nutritivo si se desgrana en lugar de rebanarlo (porque aquí se queda parte del germen); en el maíz para pozole tampoco conviene que sea "descabezado" por la misma razón. Del maíz seco se obtiene la masa para tortillas poniéndolo en agua de cal; de aquí toma calcio que enriquece el producto. En la actualidad, sin embargo, la mayoría de las tortilladoras ponen calidra en lugar de cal viva con lo que se forma un precipitado que no deja que se aproveche el calcio. A la masa también le agregan aditivos; y cuidado con el maíz transgénico. (Es preferible ir consumiendo menos pan y tortillas.)

Cuidado también con la avena que viene envasada y con sustancias agregadas, es mejor sola. El arroz comercial, además de que está privado de sus importantes nutrientes, puede venir con talco o colorantes dañinos.

La lactosa, el carbohidrato de la leche, tiene otro tipo de problema: la enzima que la desdobla va disminuyendo con la edad, por lo cual se hace más difícil digerirla. Pero dejar de toma leche de vaca es natural ya que no es necesaria después del periodo de lactancia. En su lugar son mejores las leches de almendra, arroz integral o soya preparadas en casa.

Proteínas peligrosas

Por mucho tiempo se dio gran importancia al consumo de productos animales porque se pensaba que sus proteínas eran las mejores pero en la actualidad, y debido a sus efectos perjudiciales, están siendo sustituidos por alimentos con proteínas vegetales.

Para empezar, la mayoría de los alimentos animales, aunque nutritivos, tienen colesterol y producen toxinas que se acumulan en el intestino, el hígado y los riñones.

Los lácteos

tanto completos como descremados, están entre las causas de varios trastornos por su exceso de **caseína.** Esta proteína se cuaja en el estómago y es difícil de digerir, formando una mucosidad tóxica que se pega en el interior del intestino (el oído y otros órganos) entorpeciendo la absorción de las sustancias nutritivas y haciendo que se pierda energía. El yogur en todas sus presentaciones tiene caseína.

Además de trastornos digestivos (estreñimiento o diarrea, úlcera, colon irritable, hemorragias intestinales), los lácteos también producen y agravan trastornos respiratorios (catarros, sinusitis...) y cardiovasculares (angina de pecho, problemas en las coronarias y mayor riesgo de infarto o embolias); artritis y reumatismos, diabetes, alergias, cataratas, esclerosis múltiple y en el sistema nervioso (insomnio, migrañas, depresión y dificultad de aprendizaje). La caseína está considerada como un agente cancerígeno.

Lo más común es la obesidad y **trastornos en la tiroides,** siendo ésta una de las razones por las que es tan difícil bajar de peso.

La leche puede causar diarrea, dolor de piernas y salida involuntaria de orina, al tiempo que aumenta el riesgo de cáncer de próstata, mamario o de ovario (aunque solo se tome un vaso al día).

Los quesos (así como las carnes rojas) bajan la producción de triptofano y por lo tanto de serotonina, lo que se traduce en tensión nerviosa y muscular, nerviosismo y depresión. (Al contrario de los vegetales verdes cuyo triptofano se transforma en serotonina mejorando el bienestar, el estado de ánimo, la alegría y el buen humor.)

Los **quesos maduros**, aunque sabrosos, aumentan la pérdida de calcio por la orina favoreciendo la osteoporosis.

Como alternativas: leche de soya orgánica; leche de almendra, de arroz o de ajonjolí preparadas en casa; queso de soya (tofu) en lugar de quesos de leche. (Como transición se puede consumir requesón sin sal o queso fresco.) La leche de almendra se prepara poniéndola a remojar por una hora (quitando la cascarilla); en la licuadora se pone una taza con tres de agua y una pizca de sal de mar y se licúa. Se le puede agregar un poco de miel, vainilla o canela al gusto.

El huevo

aunque tiene minerales y vitaminas, carece de fibra y en cambio tiene exceso de colesterol y mucho azufre lo que implica un mayor esfuerzo para su digestión y eliminación por parte del hígado y los riñones; puede producir alergias e infecciones y favorece el endurecimiento de los vasos sanguíneos dificultando la circulación. Por los problemas que acarrea, es mejor consumir (y eso unos tres a la semana) **huevo de producción biológica**, de gallinas criadas al aire libre con granos y vegetales; sin hormonas, antibióticos ni aditivos.

De los pescados

los mejores son los de agua fría como el salmón, la sardina (buena fuente de calcio y vitamina B_{12}), la trucha arcoíris, el arenque, los charales...

Pero no conviene consumir pescado con mucha frecuencia porque tiene colesterol y exceso de fósforo (que rompe el equilibrio calcio/fósforo favoreciendo la descalcificación).

Además, puede estar contaminado con metales tóxicos como cadmio y mercurio causantes de intoxicaciones y alergias (el agua del mar está contaminada con metales pesados e hidrocarburos). También hay que evitar cocinarlo en papel de aluminio. Las barritas de pescado congelado pueden ser causa de cáncer por el glutamato monosódico que le agregan.

Por su parte, el salmón enlatado y las sardinas ahumadas producen ácido úrico en exceso, en tanto que el **aceite de pescado (aunque tiene omega-3) debilita el sistema inmunológico bajando las defensas.**

Los mariscos

también tienen serios inconvenientes: se descomponen con rapidez y son de difícil digestión; tienen ácido úrico, mucho colesterol y están asociados con diversos trastornos como diarrea, gastroenteritis, intoxicaciones y alergias (urticaria, asma, rinitis), hepatitis C que favorece el endurecimiento del hígado (los ostiones en relación con la hepatitis A), afecciones cardíacas y cáncer (por contaminación química).

Las carnes blancas

(cabrito, ternera, pato y aves de corral) son menos nocivas para el corazón y las arterias, sin embargo tienen casi tanto colesterol y ácido úrico como las carnes rojas. (No convienen a quienes tienen tendencia a padecer trastornos de músculos y articulaciones.)

Como pueden traer salmonelas, son causa de infecciones intestinales si no están bien cocidas. Y lo más grave es que un alto porcentaje de animales de granja tienen cáncer por el tipo de alimento que utilizan para un rápido crecimiento y mayor producción. (Son preferibles las aves de corral alimentadas con granos.)

Las carnes rojas

(de res, puerco, borrego, carnero, etc.) tienen compuestos nitrogenados no proteínicos (urea, ácido úrico, creatina y purinas) que son sustancias de desecho de la misma carne y que exigen un mayor esfuerzo del hígado para ser digeridas.

También tienen: histamina que es tóxica para las articulaciones, tiranina que sube la presión arterial, creatinina que produce nitrosaminas cancerígenas y la hipoxantina que produce adicción.

La digestión de sus proteínas gasta mucha energía y sus minerales están en desequilibrio (exceso de fósforo y carencia de calcio). Al no tener fibra, las carnes son causa de estreñimiento y divertículos en el intestino. Además, tienen una acción acidificante que favorece la osteoporosis y, por si fuera poco, su consumo habitual baja las defensas porque disminuyen los glóbulos blancos.

Cuando el organismo queda saturado, aparecen las molestias propias de los carnívoros: gota, artritis, reumatismos, cáncer. El riesgo de que se desarrolle un cáncer aumenta entre más cocidas estén. Y si son asadas, el humo también es cancerígeno (y los que padecen diabetes lo resienten más).

Como el **caldo de cocción** es rico en sustancias productoras de ácido úrico, no conviene que se aficionen al consomé los que padecen gota, reumatismos o trastornos articulares. En cuanto a los productos comerciales de caldos de carnes, además de ácido úrico, pueden ser causa de cáncer si tienen glutamato monosódico.

El puerco y sus derivados

(jamón, salchichas, chorizo...) favorecen la aparición de barros y alergias, así como el endurecimiento del hígado y las parasitosis (por triquinas y cisticercos). El colmo de las carnes procesadas (jamón, tocino, salami, chuletas, paté...) es que han perdido proteínas y han ganado aditivos tóxicos, exceso de sal y de grasa y hasta colorantes que producen inquietud física y falta de concentración.

Respecto a las grasas y las proteínas de origen animal, es conveniente evitarlas en los siguientes casos: cuando se padezca de algún trastorno viral (gripe o influenza, hepatitis...); los que tienen problemas de presión alta, coronarias o arteriosclerosis; los que padecen de insuficiencia renal, gota, afecciones del hígado o de la piel (tienen especial predilección para producir verrugas); y los que tienen cáncer.

Los productos de origen animal, por las toxinas, los antibióticos y las hormonas (con que los alimentan para su crecimiento) están entre las causas de las enfermedades degenerativas y el desarrollo de tumores. (Al contrario de los alimentos de origen vegetal que los disuelven.)

Mientras se sienta la necesidad de comer carne (es una adicción) se puede aligerar la situación si se pone a remojar por 1/2 hora, cambiar el agua y hervir a partir de agua fría; las sustancias tóxicas pasan al agua. Y no consumir caldos de carnes ni carnes frías (o asadas) porque conservan las toxinas.

En realidad las carnes rojas no son alimento; igual que los licores, son un estimulante que produce fuerza transitoria seguida de agotamiento (por las toxinas producto de la fermentación y putrefacción de las mismas carnes en el largo trayecto intestinal). Esta intoxicación embota los sentimientos y provoca mal humor, agresividad, miedo y otras características mentales propias de los animales en cautiverio.

De los vegetales

hay que tener cuidado con los **productos comerciales que contienen soya**, por las proteínas hidrolisadas y el glutamato monosódico, que son tóxicos para el organismo y están entre las causas de numerosos padecimientos: alergias, asma, obesidad, problemas hepáticos, arritmias, artritis reumatoide y cáncer (leucemia en niños). Las toxinas deterioran en tal forma el sistema nervioso, que produce desde migrañas y graves problemas de conducta hasta atrofia cerebral y demencia. (En la actualidad más del 75% de la soya está genéticamente modificada y entre los daños potenciales de los organismos genéticamente modificados como soya, maíz, trigo, alfalfa, salmón... está el cáncer.)

La soya industrializada está en numerosos productos: leches, queso, helados, yogur, bebidas refrescantes, chocolates, productos de panadería, pizzas, hamburguesas, milanesas, alimentos para bebé, alimentos congelados, distintas presentaciones de soya texturizada...

Las verduras procesadas, por su parte, pierden nutrientes y fibra durante el proceso de industrialización; se usan sustancias extrañas para darles su embalsamada (fijar el color, realzar el olor y la apariencia...). De todas maneras saben mal, pero azúcar y sal lo disimulan bien. (Lo ideal es aprovechar los vegetales de la región y, cuando se pueda, cultivarlos en casa.)

Grasas y aceites dañinos

Las grasas

le dan más sabor a los alimentos y otra de sus funciones es producir una sensación de saciedad que impide comer de más; pero cuando están en exceso, lo más común es que se acumulen en y alrededor de los órganos internos, provocando toda clase de trastornos así como quistes, tumoraciones y predisposición al cáncer. También se acumulan en la superficie corporal y el sobrepeso estimula la formación de hormonas aumentando el riesgo de cáncer.

Por su origen, las grasas dañinas pueden ser **animales** (manteca, mantequilla, crema...) o **industrializadas** (aceites vegetales, grasas hidrogenadas). Producen desgaste y deterioro de las células al tiempo que entorpecen el buen funcionamiento del organismo.

Las carnes ahumadas, por ejemplo, suben la presión de la sangre por exceso de grasas. Y las vísceras (hígado, sesos, molleja, panza) tienen cuatro veces más colesterol que las carnes.

En general, desde la piel hasta el cerebro todo el organismo es afectado por el tipo de grasas que se ingieren en los alimentos. En particular, si el sistema nervioso no recibe buenas grasas en cantidad suficiente, pueden presentarse problemas de conducta, irritabilidad, agresividad, ansiedad o depresión.

El desequilibrio entre omegas

El problema principal de las grasas en la actualidad, proviene de los **ácidos grasos de los alimentos (AGEs) que se combinan en cadenas largas o cortas, formando los omegas 3 y 6.**

Cuando el organismo no tiene suficiente omega-3, además de trastornos nerviosos, se presenta rigidez en las articulaciones, intestino irritable y problemas de próstata; la piel se reseca (aparecen manchas blancas o grietas) y el cabello pierde su brillo haciéndose quebradizo (lo mismo que las uñas).

Si falta omega-6 habrá algunos trastornos nerviosos. Lo importante es que **los omega-6 tienen que estar en una proporción de 2:1 respecto de los omega-3, pero con el uso excesivo de los aceites comerciales al guisar los alimentos, esa proporción ha pasado a 20:1.**

Y como la gente está consumiendo mucho más cantidad de omega-6, hay un grave desequilibrio que favorece la aparición de trastornos diversos así como obesidad, diabetes y cáncer entre otros no menos desastrosos (como mala memoria, dificultad para concentrarse, déficit de atención, hiperactividad, malhumor, agresividad y tendencia al suicidio).

El mayor problema con el desequilibrio de los omegas 3 y 6 es la formación de compuestos que dan lugar a sustancias con funciones opuestas: **unas favorables al funcionamiento óptimo del organismo y otras que van directamente sobre el sistema inmunológico bajando las defensas.** De éstas últimas, el más representativo es el ácido araquidónico (que se forma a partir del AGE alfalinolénico en las grasas animales y los aceites comerciales). Los productos con mayor cantidad de este ácido son:

- Las carnes frías, las vísceras y las carnes rojas
- El huevo y las grasas de los lácteos
- Las margarinas y las grasas "trans"

El aceite de palma y todos los aceites parcialmente hidrogenados producen grasas "trans" (transformadas por la industrialización) que se digieren con dificultad, suben el colesterol y dañan el intestino favoreciendo la colitis. Estas grasas desplazan las buenas grasas y hacen rígidas las paredes de las células impidiendo una nutrición correcta y favoreciendo la obesidad. Son las margarinas y manteca vegetal que usan en todos los productos de panadería y pastelería, galletas dulces y saladas, cereales para el desayuno, crema de cacahuate, palomitas de maíz, aderezos... También, por supuesto, en todas las frituras comerciales: papas, aros de cebolla, tostadas, semillas, botanas y botanillas...

Otro tipo de grasas dañinas son las que se encuentran en los **productos "light"** y los sustitutos de crema, que no solo suben los triglicéridos y el colesterol dañino (bajando el que es benéfico), sino que además producen efectos indeseables pues se van al cerebro, al corazón y al hígado. Ese tipo de productos "bajos en grasa", no nutren y sí bloquean la formación de los omega-3 tan necesarios para el sistema nervioso.

Los productos "light" son preferidos por quienes tienen tendencia a aumentar de peso sin saber que, en general, lo que produce la industria alimentaria al carecer de nutrimento, hace que aumente el apetito. Es más, cuando las grasas industrializadas van combinadas con harinas refinadas (en pizzas, pastelillos, galletas con relleno cremoso...) se altera el equilibrio hormonal, haciendo que la grasa se acumule en la parte media del cuerpo y que aparezca acné. (En la mujer, además, favorece la aparición de vello facial y corporal así como quistes en el ovario.)

Aceites comerciales

Todos ellos (cártamo, maíz, girasol, soya, algodón, oleico...) han perdido la fibra y parte de los elementos nutritivos de las semillas de las que proceden, en el proceso de extracción (a base de altas temperaturas y presiones) quedando solamente grasa concentrada en forma líquida. El organismo necesita una muy pequeña cantidad de aceite porque su fuente principal de grasas son los alimentos en su estado natural.

Esos aceites industrializados, cuando se combinan con las harinas refinadas en productos de panadería, pastas, pizzas, botanas, etc. forman coágulos en la sangre aumentando el riesgo de infartos.

Y aún más grave es lo que sucede en casa cuando se usan al **freír alimentos**, sobre todo los que no han sido extraídos en frío; la temperatura los descompone (formando acroleína que produce una irritación continua en la mucosa gástrica) y a temperaturas mayores de 90 grados, se transforman en grasas productoras de colesterol (en el sartén la temperatura llega hasta los 200 grados). Todas las grasas dañinas (y también las proteínas animales) destruyen la capacidad de los glóbulos blancos de atrapar a los agentes cancerígenos.

Por si fuera poco y de acuerdo con estudios recientes, **los omegas de todos los aceites** tienen partículas inestables que generan radicales libres cancerígenos.

Con el consumo de grasas animales, alimentos fritos con aceites comerciales y productos industrializados, el organismo está produciendo mucho ácido araquidónico que se encuentra no solo en el cáncer sino en las otras enfermedades degenerativas (artritis, enfermedad coronaria, esclerosis, lupus); afortunadamente esto puede revertirse si se consumen grasas saludables. (Desde el envejecimiento prematuro hasta enfermedades graves pueden ser detenidos con las grasas adecuadas.) De todas maneras es preferible evitar freír todo lo que pueda ser cocido, al horno o al vapor (como papas, pollo, tacos, tostadas, etc.). Y tampoco conviene abusar de cosas fritas ni guardar grasas quemadas para usarlas más de una vez.

En los alimentos fritos se ha eliminado el oxígeno (incluso en las verduras). Las células sanas viven en un medio alcalino y los alimentos alcalinizantes atraen el oxígeno a su interior. En cambio, los alimentos fritos (acidificantes) sacan el oxígeno de las células. (Las células cancerosas están mejor en un medio ácido y pueden vivir sin oxígeno, sobre todo en lugares del organismo donde la circulación de la sangre no es suficiente y hay bajos niveles del mismo. En los tumores no hay oxígeno.)

Tips prácticos: Para lo que se acostumbra saltear en poca grasa, se puede usar jugo de manzana, vinagre balsámico, miso macrobiótico o tahini (pasta de ajonjolí), o simplemente un poco de agua y baja temperatura en lugar de aceite. Y si se come fuera de casa, tener en cuenta que lo sabroso está en relación con el exceso de grasa que hace más lenta la digestión y la circulación de la sangre, provocando cansancio, lentitud mental y confusión (de hecho, afectando la capacidad de concentración en trabajos que requieren velocidad y exactitud).

Minerales y vitaminas

Los minerales

deben mantener proporciones definidas con todos los demás nutrientes. El desequilibrio (favorecido por alimentos industrializados y productos de laboratorio) produce acidez estomacal y muchas otras molestias debido a la acidificación de la sangre.

Del calcio lo práctico es saber que en su absorción interfieren: los productos animales (excepto la sardina), las grasas dañinas y los quesos maduros; el azúcar y el chocolate; el salvado y el exceso de sal. También (por el ácido oxálico) las espinacas y las acelgas y (por el ácido fosfórico) los refrescos de cola. Por su parte, el café y el té negro aumentan la eliminación de este mineral, en tanto que los licores y el vino obstaculizan la regeneración de los huesos.

Y otro detalle importante: **en los huesos, el sílice desaparece antes que el calcio, como un signo temprano de descalcificación con caída del cabello y uñas quebradizas.** Por lo tanto, es conveniente reforzar los huesos consumiendo más alimentos con sílice y, con mayor razón, cuando hay retraso en la dentición, en osteoporosis, en el reumatismo deformante o en el caso de fracturas.

El **fósforo** en exceso (como en el pescado y los mariscos, las carnes rojas y los refrescos de cola) también favorece la pérdida de calcio y la fragilidad de los huesos.

En cuanto al magnesio (necesario para evitar la obesidad y la diabetes) se pierde en los alimentos industrializados. Además, obstaculizan su absorción: los lácteos, el huevo, el café, el té negro, el azúcar y los licores. Cuando no hay suficiente, pueden presentarse trastornos como arritmia, baja presión de la sangre, insomnio, ansiedad, hiperactividad; dolores musculares, debilidad y fatiga; en los niños, salida involuntaria de orina.

El magnesio tiene que estar en la relación apropiada con el calcio; cuando no es así, es difícil que se asimile sin importar la cantidad que se ingiera. (Cuidado con el sulfato de magnesio en productos de laboratorio porque irrita la mucosa intestinal.)

La absorción del hierro es obstaculizada por el café, el té negro, el huevo, los lácteos. (Y si se toma en exceso, en productos de laboratorio, aumenta el riesgo de que se produzca un infarto.)

El cromo se pierde con el consumo de azúcar, harinas refinadas y los productos que los contengan. Y el zinc se pierde en el proceso de industrialización de los alimentos.

Sodio/potasio. Su relación es 1:5 y el equilibrio puede perderse por parte del potasio (que está en exceso) en el plátano y el maíz. Por parte del sodio con las carnes rojas y los productos industrializados.

Entre más procesados están los alimentos, se pierde más potasio y aumenta más el sodio lo que favorece la pérdida de calcio (osteoporosis) y la retención de líquidos (con el consiguiente aumento de peso, hinchazones en las piernas y presión de la sangre alta).

El sodio se necesita en muy pequeña cantidad. Para el organismo son necesarios unos **200 mg de sal por día** y habitualmente se consume mucho más que eso. (Una pieza de pan blanco ya tiene entre 200 y 400 mg.) Por su parte, los alimentos industrializados tienen sal en exceso (y no de la mejor): carnes rojas (frías o ahumadas), pavo, pescado, mariscos; queso, mantequilla, aceitunas, papas fritas, galletas saladas, palomitas de maíz, cereales para el desayuno, conservas, yogur, etc. ¡En un guisado casero puede haber entre 200 y 1 000 mg!

Con el sodio en exceso, la nutrición se ve comprometida y pueden aparecen trastornos como estreñimiento, rigidez muscular, jaquecas, insomnio, derrames sanguíneos en los ojos, hiperactividad, rigidez mental y hasta cáncer. Se favorece la formación de coágulos en las arterias y se agravan las molestias en el caso de la artritis reumatoide.

Otro problema con los productos industrializados es si les han agregado glutamato **monosódico** (GMS) (en sopas de sobre, cubitos de caldo, aderezos y muchos más) que implica un trabajo extra para el corazón, el hígado y los riñones porque está entre las causas de trastornos osteoarticulares (artritis, gota, reumatismos) o cálculos (en vesícula, riñón o vejiga) y fragilidad capilar.

El GMS también puede ocasionar problemas gástricos, obesidad (por aumento exagerado del apetito), palpitaciones, asma, contracciones musculares, debilidad o rigidez en las extremidades, esterilidad, jaquecas, visión borrosa y hasta pérdida total de la vista.

Si se usa sal **refinada** en los alimentos, esto es una verdadera agresión cotidiana por su toxicidad. A la sal natural le han quitado decenas de microminerales necesarios para la salud del organismo, produciendo deshidratación celular y corporal (senilidad latente) y dejando solamente cloro y sodio.

Además, a la sal refinada le ponen ciertos aditivos para blanquearla más, para que no se apelmaze, etc. entre ellos, bicarbonato, hidróxido de aluminio que es cancerígeno y dextrosa (¡que es azúcar!). Y a la sal yodada le agregan yoduros (causantes también de diversos trastornos en la tiroides).

Lo más grave es que le agregan **fluor** que afecta el sistema neuroendócrino y que es causante de hiperactividad, déficit de atención en niños y adultos, mayor riesgo de fracturas y cáncer de huesos, influyendo también sobre la tiroides y entorpeciendo su funcionamiento. (También le agregan fluor a la pasta de dientes, a los enjuagues bucales, a suplementos dietéticos y al agua. Los refrescos, los jugos, los tés, los vinos, las cervezas, los cereales para el desayuno, las fórmulas para bebé y prácticamente todos los productos procesados en los que se utiliza agua, tienen fluor. Un problema de salud pública en México y muchos países, generado por la supuesta solución de las caries dentales.)

Vitaminas

En nutrición se mencionan los "**ladrones de vitaminas**", sustancias que alteran la composición de las mismas o que trastornan su absorción (las vitaminas se aprovechan por su absorción y retención en los tejidos). Al no absorberse favorecen trastornos como debilidad, infecciones, problemas en huesos y músculos... Ladrones de vitaminas son: los alimentos industrializados (azúcar, harinas blancas, arroz pulido, todo lo que venga enlatado o embotellado...), licores, tabaco, antibióticos. Y para colmo, las vitaminas que les agregan a los productos industrializados o las de laboratorio casi no las aprovecha el organismo.

En la práctica, como las vitaminas B y C fácilmente se disuelven en agua y se destruyen con el calor, conviene no tener mucho tiempo en remojo (para desinfectar) los vegetales que se consumen crudos y tampoco sobrecocinarlos (mejor al vapor y que queden "al dente"). El arroz integral no necesita lavarse mucho porque se van las vitaminas de la cascarilla.

¡Cuidado con las bebidas!

Los refrescos tienen azúcar, gas carbónico y aditivos dañinos que favorecen la irritación del estómago y la destrucción de los huesos; también son causa de trastornos del apetito, diarrea, diabetes... Los refrescos de cola en los niños producen trastornos del sueño, nerviosismo, hiperactividad y problemas de conducta (una lata equivale a cuatro tazas de café).

Las bebidas isotónicas aunque tienen minerales, son perjudiciales por el azúcar y la sal refinada; además pueden llevar aspartame para aumentar la sed. (Todas las bebidas azucaradas aumentan el riesgo de cáncer de páncreas.)

Café. Produce irritación en el trayecto digestivo y acelera el ritmo del corazón. Está asociado con acidez estomacal, osteoporosis, nódulos mamarios, cáncer en la vejiga y alteraciones en el trabajo mental (se cometen más errores después de tomar café). También acelera el envejecimiento prematuro. (El más rico con cafeína es el café exprés.) Para quitar la adicción puede utilizarse algún sustituto de café o té bancha.

Chocolate. Produce acné (especialmente en la juventud) y en los niños, hiperactividad y taquicardia. En todos: caries, insomnio, migrañas y obesidad.

Líquido, sólido o en polvo, el chocolate (al igual que el café, la nicotina, los licores y las drogas) produce trastornos del sueño, mala memoria, arritmias, debilidad y pérdida de la eficiencia. En la mujer nódulos mamarios por la xantina, y si se consume durante el embarazo, pueden presentarse problemas en el bebé (déficit de atención, problemas de conducta o retraso mental).

La cafeína en el chocolate, los refrescos de cola, el café y el té negro, sube los niveles de glucosa en la sangre al tiempo que reduce la capacidad en el rendimiento intelectual (no llega glucosa al cerebro); produce trastornos del sueño, gastritis, arritmia y dependencia física y psicológica. Igual que los licores, agrava los síntomas en el síndrome del túnel del carpo (el ajonjolí, en cambio, los mejora).

Cerveza. Por la fermentación alcohólica y el gas carbónico, puede ser causa de gastritis, migrañas e insuficiencia cardíaca, trastornos reumáticos o gota (las bebidas fermentadas aumentan el ácido úrico en la sangre; la cerveza más que todas) y cáncer (sobre todo en el recto). Favorece la actitud agresiva en la gente.

Vino de mesa. Sube la presión de la sangre y puede producir migrañas. Más el tinto que los otros.

Licores. Tienen parte en diversos trastornos: reflujo, hipertensión, hemorragia cerebral; más facilidad para las fracturas; disfunción sexual; además, aumentan el riesgo de cirrosis del hígado, gota y cáncer (esófago, estómago, colon y mamario). Durante el embarazo, pueden provocar parto prematuro o malformaciones en el bebé.

Después de un infarto, tanto el vino como las bebidas alcohólicas (aún en cantidades moderadas) aumentan el riesgo de que vuelva a repetirse.

Educolorantes

Azúcar. Al igual que la carne, no es alimento; casi no tiene minerales que se aprovechen; no tiene proteínas, vitaminas, enzimas ni fibra. Y sí es un producto desnaturalizado y altamente refinado para usarse como endulzante y adulterante.

Es, además, la droga más peligrosa que existe (del alcohol y las otras drogas se puede uno cuidar, mientras que el azúcar aparte de su consumo directo, viene disimulado prácticamente en todos los alimentos industrializados). Desarrolla en quienes la acostumbran, una necesidad imperiosa de consumirla.

El esfuerzo extraordinario que hay que realizar para librarse de esa esclavitud, da una idea del grado de dependencia a que se está sometido cuando el organismo exige más sabor que el dulce natural de los alimentos. La gente está en desventaja porque, además, el azúcar produce debilidad y con ésta, indecisión y falta de firmeza.

Como producto altamente refinado produce desnutrición: desplaza los elementos nutritivos y entorpece la digestión evitando que se digieran y asimilen los alimentos. Y no solo actúa como ladrón de vitaminas y minerales (calcio, magnesio y zinc), también produce acidez estomacal, estreñimiento, cálculos biliares y acné.

Por el desdoblamiento rápido del azúcar (sacarosa) en glucosa y fructosa, interfiere en el equilibrio de la glucosa-insulina favoreciendo la obesidad, la diabetes y la resistencia a la insulina.

En el aparato circulatorio aumenta el riesgo de problemas cardiovasculares: sube los triglicéridos (y hace que las plaquetas se peguen formando coágulos); también endurece y estrecha los vasos sanguíneos (por las placas que forma en su interior).

Como excita el sistema nervioso, es causa de trastornos de conducta, hiperactividad y lento aprendizaje (destruye la flora intestinal que produce ácido láctico).

Es también causa de problemas renales, dolores musculares, debilidad visual, caries y osteoporosis. En las mujeres trastornos menstruales. Y por si fuera poco, baja las defensas y favorece las infecciones así como el cáncer (de estómago y colon).

Como endulzante, el azúcar es usado por la industria alimentaria prácticamente en todo lo que producen. Basta ver en los ingredientes (cuando los ponen) los diferentes nombres que le ponen: sucrosa, sacarosa, dextrosa, dextromalto, azúcar invertido; la sucralosa (splenda) es sacarosa modificada con átomos de cloro y produce indigestión. Y es bueno recordar que los ingredientes vienen en orden según la cantidad, así que si el azúcar aparece en primer lugar es que casi todo está lleno de la atractiva y engañosa dulzura de esos cristalitos semejantes a la cocaína. (Las gelatinas, las jaleas, mermeladas, camotes, los dulces y postres caseros pueden tener 50% o más de azúcar. El chocolate en polvo puede traer como primer ingrediente el azúcar, no nutre, pero sí produce caries, obesidad, y en los varones atrofia de los testículos.)

Como adulterante (es el más usado) se provecha porque es pesado y de bajo costo (una taza de azúcar pesa el doble que una de harina, así que en las harinas preparadas puede haber más azúcar que harina; o en postres y helados, más azúcar que crema).

También se usa para disimular el sabor de ingredientes de baja calidad. Y con este propósito se le agrega a: salsas, mayonesa, crema de cacahuate; verduras enlatadas, cátsup, jugo de jitomate; salchichas, carne molida, pollo y pescado frito; carnes frías (alto contenido de azúcar). Harinas para panes y pasteles, pan de caja, cereales para el desayuno, galletas (hasta las saladas), polvos para refresco, gelatinas de sabor, etcétera.

El postre común y corriente, de harinas refinadas y azúcar, es una pésima combinación y no es alimento aunque esté sabroso. Se puede realzar el sabor dulce del camote, la calabaza y otros, agregando una pizca de sal de mar al cocerlos. La canela, la miel de malta o de maguey y las frutas secas deshidratadas (no las cristalizadas con azúcar) se pueden usar para tener postres saludables.

Fructosa. Es peor. Genera más radicales libres que el azúcar y estimula de manera anormal la producción de insulina; sube el colesterol y los triglicéridos y, como aumenta los ácidos úrico y láctico, provoca acidificación de la sangre.

Puede ocasionar diarrea y contribuye al desarrollo de la osteoporosis. (El jarabe o miel de maíz tiene un alto contenido de fructosa.)

Edulcorantes "light". El aspartame (en canderel y nutrsweet) es dañino ya que produce hiperactividad y agresividad; aumenta el apetito favoreciendo la obesidad y la diabetes. La fenilalanina es tóxica para el sistema nervioso si no se elimina.

Productos de stevia. Aunque esta planta es un endulzante natural que regula la presión arterial, está asociada con problemas del hígado por lo que su uso está restringido en muchos países.

La etiqueta de los INGREDIENTES

De los alimentos que se venden, desde la tiendita de la esquina hasta en los grandes supermercados, algunos vienen al natural (granos secos, semillas, verduras congeladas); otros, la mayoría, vienen empaquetados, enlatados, embotellados o ... y han sido sometidos a diversos procesos para que duren más tiempo.

En las etiquetas vienen los INGREDIENTES donde aparece una que otra cosa buena como avena, linaza... con otras que no nutren (harina refinada, almidón, grasas vegetales...) y otras francamente dañinas: azúcar, sal refinada y aditivos.

Los aditivos pueden ser "accidentales": residuos químicos en la producción de los alimentos (etilbestrol, nitrosaminas, etc.) o intencionales, que van desde sustancias para conservar o mejorar la presentación del producto hasta los productos sintéticos de la industria alimentaria: jugo de naranja sin naranjas, polvo de huevo sin huevos, vinos sin uvas, mantequilla química... y todos los productos "con sabor a..."

Los aditivos

son sustancias químicas ajenas a los alimentos y que el organismo no necesita, que son usados como conservadores, ablandadores, endurecedores, colorantes y saborizantes (naturales o artificiales), etc.

Todos inflan el producto para tener mayores ganancias; todos son tóxicos y causan daño en el estómago, el hígado y el riñón; algunos hasta se alteran en el interior formando sustancias cancerígenas (o malformaciones congénitas).

Comer fuera de casa en la actualidad es muy arriesgado (esto de los aditivos es otra plaga del mundo civilizado). En los restoranes, en los hospitales, en los comedores de escuelas y empresas, los higiénicos "alimentos" que sirven, están preparados con carnes, jamones, caldos de pollo, puré de tomate; verduras, salsas y frutas en conserva; papas fritas, postres, frituras, etc. todo con aditivos para hacerlos sabrosos aunque no nutran.

Hace ya algunos años que comenzaron las investigaciones sobre los daños que producen los aditivos. Una de las primeras fue a causa de algunos médicos que solían comer en un restorán de comida oriental y que empezaron a presentar diversos trastornos, llegando al descubrimiento del glutamato monosódico (GMS) en la salsa de soya industrializada. En ese tiempo también estaba en los alimentos para bebé en quienes causaban daños cerebrales. Desde luego, lo prohibieron (las prohibiciones oficiales siempre llegan hasta después de que se comprueban los daños que causan); pero todavía, igual que otros muchos aditivos, se sigue usando.

Así que todavía se usan los **colorantes** en jamón, salchichas, margarina, dulces, mermeladas, jaleas, etc. (que producen desde alteraciones en la circulación hasta cáncer). **Los colorantes y los saborizantes** están entre las causas de alergias, inquietud, dificultad de aprendizaje y de concentración.

Por su acción directa o por las reacciones bioquímicas en el interior del organismo, la mayoría de los casos de cáncer tienen alguna relación con los aditivos (la **sacarina** es causa de cáncer de vejiga y si se consume durante el embarazo, los efectos se concentran en la siguiente generación también; puede venir en helados, postres, flanes, dulces, productos de panadería y alimentos enlatados).

Entre los cientos de aditivos que existen, están:
• Glutamatos en consomés y ablandadores de carne (producen alergias y problemas en el corazón y la circulación; suben la presión de la sangre)
• Benzoatos en cereales, leche en polvo, chocolate, mantequilla, mayonesa, aderezos y aceites (el organismo no los disuelve y se acumulan favoreciendo la obesidad).
• Los sulfitos en frutas secas como pasitas, ciruelas pasas...también provocan exceso de peso y problemas en la piel
• Los saborizantes son causantes de alergias, inquietud, dificultad de aprendizaje y de concentración

• Nitritos y nitratos en carnes frías (producen nitrosaminas cancerígenas)

• Fosfatos y sorbatos (en carnes y embutidos) que también provocan cáncer

• Los colorantes (sobre todo rojos y amarillos) en dulces, jaleas, mermeladas, lácteos, helados, margarina, mostaza, carnes y embutidos (causan problemas en la circulación, urticaria, rinitis y asma; flatulencia, diarrea, colitis (y algunos hasta cáncer en estómago o en la piel)

• El glutamato monosódico (GMS) produce aturdimiento, mareos o malestar general; en los bebés daños cerebrales

Aditivos también hay en:

• **Sopas de pasta y enlatadas, arroz blanco, caldos de pollo, cátsup, salsas y aderezos**

• **Manteca vegetal, mantequilla y aceites comerciales**

•**Carnes frescas empaquetadas, salchichas, quesos, mariscos**

•**Harinas preparadas, galletas, pan, pasteles "pays", hamburguesas, pizzas, hot dogs...**

•**Chocolate, yogur, café instantáneo, jugos, refrescos, cerveza, vinos, licores, "cocteles" químicos, etc.**

Conviene aprender a ver los INGREDIENTES en las etiquetas de todos los productos comerciales (puede que estén con letra muy pequeña y como escondidos) antes de comprar y a veces hay que elegir entre lo menos peor: ¡galletas de harina integral pero con azúcar, o sin azúcar pero de harina refinada! Pero ahora mismo se puede echar un vistazo a lo que hay en la despensa de la cocina. ¿Por qué nos admiramos de la alimentación de indígenas y gente del campo si la nuestra es una tragedia?

La comida rápida moderna es más práctica pero con alimentos menos nutritivos y productos más dañinos.

Los carbohidratos vacíos, el exceso de grasas y de sal provocan las llamadas **enfermedades silenciosas** (hipertensión, osteoporosis y diabetes) que cursan por años sin molestias hasta que las lesiones se hacen aparentes, sin olvidar la epidemia de la obesidad y prácticamente la mayoría de las enfermedades.

En el aspecto psicológico, y sobre todo en niños y jóvenes, ese tipo de alimentación produce: dificultad para concentrarse, falta de cuidado para hacer las cosas, tendencia al desorden y a tener accidentes, agresividad y problemas de conducta.

Es necesario, por lo tanto, estar muy alerta no solo al preparar las comidas y al consumirlas en la calle, sino al ir de compras. Y no está por demás fijarse en algunos detalles: un paquete puede decir que son galletas de miel, y en los ingredientes aparece ¡azúcar! Como éste hay otros ejemplos con las correspondientes desagradables sorpresas, como el de la soya.

En productos a base de leche de soya, si en los ingredientes aparece suero de leche, indica que tiene lactosa y lactoalbúmina que son sustancias de la leche de vaca que producen rinitis y asma en los niños. Y si tienen grasa vegetal, se trata de grasas dañinas (que no tiene la leche de soya preparada en casa). No se diga si, además, tienen azúcar, saborizantes (a base de grasa vegetal también) y aditivos. Las proteínas hidrolisadas y el glutamato monosódico (GMS) de todos los productos comerciales que contienen soya, son tóxicos para el organismo.

Los alimentos transgénicos

son los que contienen organismos modificados genéticamente (OMG).

Los OMGs son organismos a los que, por manipulación genética, se les insertan genes de bacterias, vegetales o virus para que se forme una sustancia insecticida que les de resistencia ante las plagas, los herbicidas o condiciones ambientales adversas. Y también: para un crecimiento y maduración más rápido, mejorando, además, la presentación del producto.

Pero entre los riesgos potenciales de los productos que contienen OMGs están las alergias y los tumores cancerosos (sobre todo de colon, próstata y mamario) por leche y carne de animales cuyos alimentos contienen OMGs.

México cultiva soya y algodón genéticamente modificados. Además, tiene siembras de experimentación de: trigo, limón y naranja entre otros. En el país se consumen alimentos transgénicos como: maíz, soya, leche, jitomate, alimentos enlatados y aceites de algodón y canola.

El cultivo de maíz transgénico en México está suspendido desde hace varios años por la defensa de los campesinos a favor de "Nuestro Maíz". Todavía, sin embargo, el 50% del que se consume es importado y genéticamente modificado.

En México no hay una legislación que obligue a las empresas a poner en sus productos si tienen ingredientes genéticamente modificados o no por lo que, empresas procesadoras de alimentos y productos, que pueden estar utilizando OMGs (no garantizan lo contrario) son:

- Maseca, Minsa (harina de maíz y tortillas)
- Bimbo (productos de panadería)
- ADES (bebida de soya)
- Alimentos del Fuerte (chipotle adobado)
- Del Monte (chiles jalapeños...)
- Herdez (legumbres, rajas...)
- Nestlé (alimentos para bebés, chocolate, leches...)
- Holanda (helados)
- Hellmans (mayonesa)
- Knorr (mole...)
- Karo (alimentos para bebé, miel...)
- Kraft (gelatinas...)
- Smuckers (mermelada)

También: Danone, Del Valle, Gamesa, Kellogs, Maizena, Maizoro, Nabisco, Pepsi, Sabritas, Santa Clara, Sonrisa, Cervecería Cuauhtémoc, Grupo Modelo (cerveza). Y marcas propias de Comercial Mexicana, Nutrisa, Superama, Wall-Mart.

Los alimentos orgánicos

Además de la engañosa publicidad, como en la industrialización de los alimentos se pierden vitaminas, minerales, enzimas, fibra y antioxidantes, de un tiempo para acá se está extendiendo por todos lados un cultivo saludable: se usan semillas sin modificar, se prefieren variedades criollas, no se utilizan pesticidas o fertilizantes dañinos y si son procesados se usan conservadores naturales. Se les conoce como alimentos orgánicos, biológicos o ecológicos.

Solo que aquí también hay que estar muy alerta porque hay productos que, aunque sean orgánicos, conservan sus propiedades dañinas: las carnes rojas, los lácteos, el café, el chocolate y los productos con azúcar...

Tampoco convienen los suplementos alimenticios si en la etiqueta aparecen: azúcar, harina blanca, arroz (no integral), colorantes, saborizantes, aditivos o grasas hidrogenadas porque implican un mayor riesgo de trastornos cardiovasculares o cáncer.

Lo que dicen los Maestros Ascendidos

Los maestros ascendidos fueron seres humanos que dejaron "huellas en las arenas del tiempo" porque cumplieron su misión y regresaron al punto de origen. Entre ellos están Homero y Pitágoras, Buda y Confucio, Krishna y Jesús, Juana de Arco, Catalina de Siena, María Montessori y muchos más que se encuentran entre los sabios de oriente y los santos de occidente. (1)

Del azúcar y otras drogas

Amado Saint Germain, *Perlas de Sabiduría*, vol. 37 no° 20, del 1 de mayo de 1994

"Así que, amados, no tomar en serio esta ley y por no creer o negarlo decir: 'puedo comer esto o aquello impunemente', es colocarse por encima de las leyes de la química que gobierna las funciones del organismo. Esto no es posible, amados. Ustedes no pueden hacer algo con impunidad cuando se trata de violar el cuerpo físico. Porque cuando el cuerpo físico es violado repetidamente por alimentos que no son apropiados para consumirse, siendo el azúcar el enemigo número uno, la duración de la vida se acorta."

Elizabeth Clare Prophet, *Perlas de Sabiduría*, vol. 45 no° 36, del 1 de enero de 1997 (Hablando de la maestría de los 4 cuerpos inferiores.)

"El requisito número 2 es renunciar a dulces y postres, obteniendo el azúcar a través de vegetales crudos o guisados. (...) Djwal Khul dice que la mayoría de la gente come dulces para satisfacer necesidades emocionales y vencer la depresión. Comen cosas dulces cuando en realidad tienen hambre de Dios pero no saben cómo regresar a Él."

(1) Las citas de las Perlas de Sabiduría son usadas con el amable permiso de The Summit Lighthouse. El permiso para el uso del material de The Summit Lighthouse no implica la aprobación de mis puntos de vista sobre la nutrición o la salud y cualquier error es mi sola responsabilidad. Este material no garantiza la obtención de resultados específicos ni tiene la intención de reemplazar una consulta con un practicante de la salud autorizado cuando sea necesario". La autora.

| Amado Gautama Buddha, Perlas de Sabiduría, vol. 32 no° 48, del 4 de noviembre de 1989

"(...) todo buen maestro en cada escuela privada o pública, debería insistir en que los niños en esa escuela no reciban azúcar en exceso y que los azúcares que consuman sean de frutas y alimentos naturales. La destrucción de los niños a través del azúcar es la base para la tentación de cualquier otra forma de droga, nicotina, marihuana, alcohol, etc. Por lo tanto, amados, debe haber un nutrimento apropiado del corazón, la mente y el cuerpo físico, de otra manera los niños no tienen la fuerza mental (o la calma emocional) para aprender."

| Amada Portia, *Perlas de Sabiduría,* vol. 34 no° 39, del 4 de julio de 1991

"(...) les digo amados, que sobre este planeta hay un esfuerzo completo de las hordas de la Muerte y del Infierno para atrapar a toda la gente hacia hábitos de nicotina y hábitos de alcohol y de drogas de todas clases, siendo la peor de todas la misma azúcar refinada."

| Amados Maitreya con Arcturus y Victoria, *Perlas de Sabiduría*, vol. 29 no° 19 del 31 de diciembre de 1989

"¡Que la luz disuelva el núcleo de rebelión en cada discípulo!" (1)

"(...) Oh amados, les digo que la enfermedad y los trastornos que aumentan en América se reducirían en un 50% si los azúcares procesados fueran retirados (...)"

---

(1) Antes del dictado, la Mensajera dio enseñanzas de Maitreya sobre el azúcar y la hipoglicemia, un trastorno causado en gran parte por el alto porcentaje de azúcar y harinas refinadas en la dieta (...) Su conferencia incluyó (...) las distintas formas de azúcar, incluyendo miel, fructosa, miel de maple, la melaza (piloncillo) y la miel de maíz (...) y cómo tratar la hipoglicemia evitando el azúcar en todas sus formas así como regulando el consumo de proteínas y carbohidratos.

| Amado Gautama Buddha, *Perlas de Sabiduría*, vol. 38 no° 6, del 31 de diciembre de 1994

"Ahora concéntrense, porque la concentración se está
convirtiendo rápidamente en un arte perdido en occidente.
El poder de concentración es destruido por toda clase de azúcares, el
alcohol, las drogas, y la condición yin que les sigue (...)"

| El amado Maha Chohan, *Perlas de Sabiduría*, vol. 9 no° 24 del 12 de junio de 1966

"Aquellos cuyos organismos funcionan con fatiga,
niegan las bendiciones que traen los pequeños elementales,
simplemente porque la humanidad ha elegido, por razones comerciales,
privar sus alimentos de la vital esencia de la vida y
gravitando, a menudo, hacia un colapso mental. (...)

***

"El consumo excesivo de las sustancias carbonatadas
(refrescos) interfieren en la acción de los jugos digestivos; que
si se respetan, funcionan para manifestar la belleza de los
templos corporales para alojar al Espíritu del Dios vivo."

| *De carnes y pescado*
| John el amado, *Perlas de Sabiduría*, vol. 40 no° 38, del 30 de marzo de 1997

"(...) hay gente que come para ir al sepulcro por sus
excesos en el azúcar, la carne, el alcohol o a través del uso de
drogas. Hay muchas formas en las que la gente se suicida."

| Amados Jophiel y Christine, *Perlas de Sabiduría,* vol. 40 no° 1, del 7 de marzo de 1996

"Por lo tanto, dejen las carnes rojas; pero si tienen que comerlas, que sea solo en ocasiones especiales. Sin embargo, es mejor dejarlas por completo en razón de la salud y la duración de la vida; saboreen el pescado de agua dulce o salada, excluyendo los mariscos. Los Maestros Ascendidos prohíben a sus discípulos comer carne de puerco y sus derivados, como carnes frías y salchichas. En dietas de transición, el jamón de pavo, así como hot dogs de pavo y pollo son un sustituto aceptable si se consumen con moderación."

| Amado Saint Germain, *Perlas de Sabiduría*, vol. 39 no° 15, del 4 de marzo de 1996

"Yo, Saint Germain, ¡Pido que la llama violeta disuelva la dureza del corazón y su negligencia en cosas del Espíritu Santo, mientras son indulgentes en las pasiones carnales! Les pido que reduzcan el consumo de sal y carnes rojas incluyendo las de res y las de puerco. Y si ustedes supieran lo que yo sé del puerco, créanme, nunca lo volverían a comer mientras vivan."

***

"El exceso de grasas animales y especies picantes no son recomendables para el devoto espiritual. Pido ahora que la llama violeta pase a través de su corazón y sus arterias para transmutar los efectos del consumo de esas comidas en toda su vida."

***

"La comida rápida que compran en cadenas internacionales... no es alimento adecuado para el devoto espiritual. Por lo tanto, busquen alimentos puros, aire y agua limpios así como ejercicio saludable."

CAFEINA

Amada Astrea, *Perlas de Sabiduría*, vol. 34 no° 13, del 18 de febrero de 1991

"Cuando vean niños haciendo berrinches, recuerden comprobar sus niveles de azúcar y no les permitan tomar en exceso azúcar ni aun la misma fruta. Sus energías bajarán y las entidades entrarán."

***

"(...) Sus cuerpos son destruidos por el alto contenido de azúcar y cafeína en las bebidas que toman."

Amada Kuan-Yin, *Perlas de Sabiduría*, vol. 35 no° 16, del 18 de abril de 1992

"(...) otra crucifixión de los niños. Si no son abortados en
el vientre, si no son molestados cuando son niños,
entonces ¡son alimentados con azúcar, son alimentados con
carnes rojas y cafeína, son alimentados con drogas!"

Amada Lady Venus, *Perlas de Sabiduría*,
vol. 33 no° 40, del 9 de octubre de 1990

"(...) la misma cafeína, que los niños están absorbiendo de (los refrescos a) tan temprana edad." Como la Mensajera lo expuso. (2)

---

(2) El 8 de octubre de 1990, la Mensajera dio su conferencia sobre "La espiral mortal de la cafeína" en la que expuso el origen del café como un invento de ingeniería genética de los Nefilim; los antecedentes históricos del consumo del café; el contenido de cafeína en el café, los refrescos, los tés, su papel en las enfermedades (...)"

Otras drogas

Amado Lord Shiva, *Perlas de Sabiduría*, vol. 21 no° 37, del 10 de septiembre de 1978

"La presencia de azúcar, nicotina, y otras drogas de cualquier clase en el templo, debilitan las mismas fibras del cuerpo espiritual por medio del cual ese cuerpo puede contener luz"

El amado Maha Chohan, Perlas de Sabiduría, vol. 38 no° 33, del 4 de julio de 1995

"Debe haber iluminación especialmente para nuestros niños y jóvenes para que no caigan en la tontería de experimentar con drogas, alcohol, nicotina y toda clase de sustancias tóxicas, medicinas y alimentos (en particular, todas las formas de azúcar) que no son apropiadas para consumo humano."

Amado Lanello y K-17, *Perlas de Sabiduría*, vol. 40 no° 17, del 26 de marzo de 1997

"(...) los ángeles caídos y los extraterrestres van tras la luz de la juventud del mundo, desde la concepción hasta la madurez y más allá (...).

***

"Y lo logran cada vez que un niño, un adolescente, un adulto joven, comienza su adicción al azúcar, la nicotina, la marihuana, y ahora la heroína. Siempre que un alma viva, un niño inocente, se vuelve adicto a cualquiera de lo mencionado, pierde una parte de la luz que Dios le dio en el Principio, cuando creó esa alma."

| Amado Jophiel y Christine, *Perlas de Sabiduría*, vol. 32 no° 22, del 26 de marzo de 1989

"Y, por lo tanto, iremos con ustedes tras toda forma de drogas, no solo de las conocidas sino que iremos tras esas formas de drogas que son el alcohol, la nicotina y el azúcar para que la juventid pueda ser restaurada y manifieste la belleza de los serafines y de los ángeles (...)"

| Amado Jophiel y Christine, *Perlas de Sabiduría*, vol. 36 no° 10, del 20 de febrero del 1993

"Les digo hoy, si los niños no son finalmente arruinados por lo que reciben de alimento en las escuelas, entonces están siendo destruídos por lo que ingieren como drogas (y alcohol), cantidades excesivas de (nicotina) cafeína, azúcar, y toda clase de sustancias químicas por lo que ellos ni siquiera saben quienes son."

| Amada Madre Meru, *Perlas de Sabiduría*, vol. 25 no° 35, del 29 de agosto de 1982

"¡Aten a los ángeles caídos! ¡Aten a los dioses Nefilim! ¡Aten el momentum acumulado de la falsa jerarquía de ángeles caídos moviéndose en contra de los santos inocentes, en contra de nuestra juventud (...) a través de drogas mortales, marihuana, a ravés de la heroína y cualquier otra droga, a través del alcohol y la nicotina y el azúcar, a través del suicidio y la entidad de la muerte!"

| Amado Saint Germain, *Perlas de Sabiduría,* vol. 27 no° 32, del 29 de abril de 1984

"(...) verdaderamente esta conspiración de las drogas, la marihuana y la cocaína, el alcohol y la nicotina, la misma azúcar en contra de la juventud del mundo, está matando a muchos finos corazones y almas, haciéndolas retroceder décadas o vidas enteras."

| Amado Jesucristo, *Perlas de Sabiduría*, vol. 36 no° 36, del 27 de junio de 1993

"(...) Vengo ante todo para la curación de sus cuerpos terrenales y de los 4 cuerpos inferiores de la gente que me responderá. Que se deshagan ellos mismos de esas sustancias químicas que seguramente comprometen sus sentidos espirituales. Porque tales sustancias embotan sus sentidos impidiendo que penetren los finos hilos de filigrana que componen las envolturas de los cuerpos etéricos, de tal manera que, si estuvieran libres de drogas, alcohol, nicotina, azúcar, etc., podrían entrar en contacto con mundos y seres superiores y recibir su intercesión."

| Amados Jophiel y Christine, *Perlas de Sabiduría*, vol.38 no° 30, del 25 de junio de 1995

"La alternativa que la gente escoge en la vida al consumir drogas, alcohol, nicotina y azúcar, es la muerte en el carril de alta velocidad. Habiendo elegido la muerte y no la vida, morir en lugar de vivir, el individuo se debilita no solo en el cuerpo sino también en el corazón, el espíritu, la mente y el alma."

***

"Continúa en el carril de la muerte hasta que ya no es capaz de dar marcha atrás (...)"

***

"Como los millones que han muerto en garras de las entidades de la droga, del alcohol, de la nicotina y del azúcar, el individuo descubre que esas entidades, además de devorar el cuerpo y el espíritu ¡están acechando para regresar a él cuando (si es que) su alma vuelve a reencarnar!"

| Amado Poderoso Victory, *Perlas de Sabiduría*, vol. 43 no° 18, del 3 de julio de 1979

"(...) toda clase de manifestaciones físicas por las drogas, el alcohol, el azúcar, la nicotina y las toxinas venenosas, contribuyen a la falta de armonía en el cuerpo (...)"

Licores
Amado El Morya, *Perlas de Sabiduría*, vol. 35
noº 68, del 13 diciembre de 1992

"El síndrome del alcohol en el feto solo es el principio. Los informes no hablan del síndrome de la cafeína, del azúcar y de la nicotina en el feto, y los síndromes de todas las drogas y medicinas que la mujer toma durante el embarazo."

***

"(...) El síndrome del alcohol en el feto continúa toda la vida. Es debilitante porque el alcohol destruye los órganos. Y es lo mismo para el azúcar, incluyendo el exceso de productos endulzantes naturales derivados de la fruta. También está el asunto de síndrome del chocolate, ya que éste es uno de los venenos más mortales en la tierra... por favor ¿entienden que cuando esas sustancias están en sus cuerpos, lo primero que afectan es el cerebro?"

***

"Pero, amados, la gente asocia la pérdida de memoria, de efectividad, de fuerza o de virilidad en sus cuerpos al paso de los años cuando, en verdad, son estas sustancias las que les están quitando la plenitud de su habilidad para funcionar en la pureza original que tenían antes de entrar al cuerpo que ahora llevan."

***

"Yo no puedo colocar mi Presencia Electrónica en ustedes. No importa si es 1% o una fracción, porque cuando el alcohol ha sido removido, queda su señal. Y, por lo tanto, si ustedes toman, por ejemplo, cerveza o vinos (...) están en la vibración del alcohol."

| Amada Diosa de la Libertad, *Perlas de Sabiduría*, vol 45 no° 44, del 13 de octubre de 1996

"Les digo ahora, amados, que para ser dignos de ser guardianes de la llama (...) hay mucho más que pueden y debe ser hecho (...). La situación de la juventud en esta nación es terrible. Están siendo agobiados no solo con drogas sino con sustancias como el azúcar, el alcohol, etc... No hay tiempo para indulgencias."

| Elizabeth Clare Prophet, *Perlas de Sabiduría*, vol. 43 no° 30 del 7 de febrero de 1992

"Se dice: 'Así es, no voy a dejar de tomar azúcar. No voy a dejar de beber. No voy a parar, porque puedo acomodarme. Puedo seguir vivo. Puedo estar bien así como estoy, así que ¿por qué tendría que renunciar a eso?' Y es entonces que salen del Sendero."

| Amados Arcángeles Gabriel y Hope, *Perlas de Sabiduría*, vol. 40 no° 6, del 16 de marzo de1996

"No dejen de pedir y pedir y pedir otra vez a los arcángeles que los liberen de las adicciones a la nicotina, al alcohol y al azúcar. Y si al principio no tienen éxito, inténtenlo, inténtenlo e inténtenlo otra vez, como dice el dicho."

| Legiones of Justinius y Bandas Seráficas, *Perlas de Sabiduría*, vol. 45 nº 40, del 28 de marzo de 1997

"(...) ¡deshágance de cualquier cosa y de todo lo que los convierta en una persona debilucha! comenzando por el azúcar y toda clase de sustancias químicas que consuman sin saber que están drogados. No pueden permitirse estar drogados cuando sean desafiados por los ángeles caídos, amados, porque ellos tomarán ventaja y se aprovecharán cuando estén débiles."

| Amada Lady Venus, *Perlas de Sabiduría*, vol. 33 nº 40 nota 10, del 9 de octubre de 1990

"En el libro La Mágica Presencia, Saint Germain declara: 'Hay varias cosas que dejan una sustancia en el cerebro que debe ser eliminada si la Plena Perfección de la 'Poderosa Presencia YO SOY' es estregada a través de la consciencia personal. Son, en orden de importancia: los narcóticos, el alcohol, la carne, el tabaco, el exceso de azúcar, la sal y el café cargado."

| Amados Apolo y Lumina, *Perlas de Sabiduría*, vol. 38 nº 31, del 25 de junio de 1995

"Los que contemplan el suicidio, no siempre lo llevan a cabo, pero tienen la tendencia a gravitar hacia el plano astral. Y ahí son vulnerables al jaloneo de las entidades del suicidio que están al acecho en los desfiladeros del plano astral, esperando a las almas débiles que han sido vencidas por sus adicciones al alcohol, al azúcar, a la nicotina, a las drogas y a la música oscura."

84

| Elizabeth Clare Prophet, Perlas de Sabiduría, vol. 33 no° 4, del 28 de junio de 1990

"El caballo descolorido (de los 4 jinetes del Apocalipsis), viene a través del hambre, las plagas, la guerra, el SIDA, el cáncer, nuevos virus, suicidio, música rock, drogas, alcohol, nicotina, y el azúcar como droga; todas estas cosas, acciones, sustancias que en este tiempo llevan por un lado a una muerte dulce y lenta y, por otro, a cataclismos repentinos, colapso económico o guerra nuclear."

| Elizabeth Clare Prophet, Perlas de Sabiduría, vol. 32 no° 27, del 4 de julio de 1988

"Drogas, alcohol, nicotina, azúcar y música rock, los cinco villanos, son todos destructores, por cuanto impiden el desarrollo de los 5 sentidos espirituales del alma; más aún, han abierto el camino para un amplio aumento del acto final de la propia destrucción, el suicidio."

| Patrocinadores de la Juventud del Gran Sol Central, Perlas de Sabiduría, vol. 35 no° 59, del 8 de octubre de 1992

"Ustedes piensan que ustedes tienen heridas. Ustedes piensan que ustedes han sido golpeados. Les digo, amados, que posiblemente no puede ser más de lo que esta generación ha sido herida y golpeada.

Estos niños de la tierra (...) están siendo expuestos a tal oscuridad, en tantas formas sutiles, ninguna más mortal que el ritmo de la música infernal, que las drogas suministradas, que el azúcar saturando el cerebro, el corazón y afectando además la concentración de la luz en los chakras espirituales."

Comida chatarra

Amado Arcángel Miguel, *Perlas de Sabiduría*, vol 32 no° 45, del 30 de septiembre de 1989

"(...) amados, no coman esos alimentos que los jalan al plano astral, esos que son pesados por las especias, los azúcares, las carnes rojas, el vino, etc. <**> (porque cuando lo hacen,) ustedes se encuentran en el plano astral antes de que se den cuenta."

** grasas animales, saturadas o hidrogenadas, químicos, fertilizantes, agua impura

Amado Lanello, *Perlas de Sabiduría*, vol 27 no° 35, del 26 de febrero de 1984

"(...) no entienden de nutrición. No entienden que sus alimentos han sido despojados de todo lo que la naturaleza puso para conservarlos sanos, saludables y fuertes, en la mente y en su sistema nervioso; capaces de tomar grandes decisiones, de tomar una posición y permanecer allí con valentía."

Elizabeth Clare Prophet, *Perlas de Sabiduría*, vol 33 no° 6, del 21 de mayo de 1989

"Durante el siglo XX, el caballo blanco (del Apocalípsis) ha estado en la mayoría de las veces a la cabeza, actuando principalmente como el instrumento de los Estados Unidos trayendo falsas esperanzas, falsas libertades, el amor al dinero y a las posesiones materiales y comida chatarra para el alma y el cuerpo; estos provocan imperceptiblemente, la muerte engañosa del alma."

Sanat Kumaea, *Perlas de Sabiduría*, vol 44 noº 46, del 31 de diciembre de 1996

"Ahora les hablo ... de la salud extremadamente pobre de los niños en los Estados Unidos y otras áreas donde no comen alimentos nutritivos. Sus padres no entienden que sus estados de ánimo, sus emociones, sus patrones de crecimiento; cómo se sienten consigo mismos, si están agobiados, si están deprimidos, puede atribuirse a como ese niño fué tratado y alimentado en el útero y al niño en el mundo que sale a comer la comida chatarra que se le ofrece.

Hay muchos niños que están débiles. Algunos incluso ... se ven peor que los que casi mueren de hambre. Tal esla difícil situación de los niños en Occidente que no comen la verdadera comida de la tierra que es pura, sin pesticidas, sin ningún tipo de productos químicos."

En cambio el arroz integral

El amado Maha Chohan, Perlas de Sabiduría, vol. 35 noº 6, del 31 de diciembre de 1991

"La Mensajera ha dicho:

Cada vez que veo un grano de arroz (integral), pienso en la gran totalidad del cosmos y el Tao, y el yin y el yang así como en este bendito y equilibrado alimento. (...)

Ustedes encontrarán una gran paz llegando a su interior, porque en cada órgano que esté muy yang, el arroz proveerá la cualidad yin espiritual; en cada órgano que esté muy yin, el arroz proveerá la cualidad yang espiritual. Y día a día y poco a poco, estarán equilibrando, como alquimistas del Espíritu, al cuerpo físico."

Alimentos curativos

Aparato digestivo

Acidez (aparte de los alimentos, también puede ser por estrés): consumir zanahoria y calabaza.

Eliminar: leche, chocolate, jitomate, café, cerveza, vino, licores.

Colitis y divertículos: consumir col, leguminosas, hongo shitake.

Digestión difícil: aumentar berros, lechuga, camote, calabaza, alfalfa; col y coliflor escaldadas. La piña fresca ayuda a la digestión (pero no en conserva porque ya perdió las enzimas que sustituyen al jugo gástrico). Si no se digiere el gluten (proteína del trigo) conviene el amaranto, la quinoa, la tapioca; y si no se digiere la caseína (proteína de la leche de vaca), en su lugar conviene la leche de almendra.

Flatulencia: consumir zanahoria, alfalfa, calabaza, perejil. Y evitar porque producen gases: lácteos, galletas saladas y plátano; los frijoles y las habas (a menos que se hayan puesto a remojar); el brócoli y el rábano a menos que vayan escaldados.

Diarrea: consumir manzana cruda sin cáscara, jugo de zanahoria con un poco de limón, guayaba, atole de hojas de guayaba. Evitar azúcar, lácteos, col, frijoles. Luego, como transición, caldo de verduras, puré de manzana.

Estreñimiento: consumir avena, cebada, pan de centeno...; zanahoria, poro, chaya, calabaza, lechuga, sopas de verduras. Pera y fruta con fibra. Hacer ejercicio, aprender a relajarse (el estreñimiento también puede ser por estrés) y establecer el hábito de ir a evacuar al levantarse o después de las comidas.

Falta de apetito: berros, zanahoria, rábanos... como aperitivo.

Gastritis: ayudan la zanahoria, el aguacate, la calabaza de Castilla.

Hemorroides: chaya. Sal al mínimo (porque retiene líquidos). Evitar chile, especias, refrescos de cola, café, cerveza.

Inflamación de las encías: consumir cereales integrales, brócoli, calabacitas, verdolagas, aguacate; frijol, cacahuate; melón.

Reflujo: como se produce por comer rápido el alimento, conviene repartirlo en varias porciones al día y masticarlo muy bien. (Inclinar la cama también ayuda, levantándola un poco del lado de los pies.)

Úlcera: consumir zanahoria, col, aguacate, calabaza. (No tomar leche)

En general, para trastornos digestivos convienen (además de evitar todos los productos de harina refinada): cereales integrales (sobre todo la avena); vegetales, leguminosas y semillas (su fibra protege de cáncer de colon porque reduce los ácidos biliares que son cancerígenos para el intestino); linaza molida en casos crónicos de estreñimiento, colitis, colon irritable y divertículos. Té de yerbabuena.

Nota: el pan negro (100% de centeno) no conviene cuando hay acidez, gases, diarrea o colitis.

Afecciones hepáticas

Convienen: arroz integral, tofu, vegetales en abundancia (rábanos, especialmente el daikon; berros, col, alcachofa, nabo, poro, camote, yuca, chaya; chucrut (col agria). Que no falte la cebolla. De frutas: fresa, manzana, uva, guayaba. Té de diente de león.

Al hígado le afectan los lácteos, sobre todo los quesos. El consumo excesivo de lácteos y pescado, así como la medicina de patente producen inflamación del hígado. El café con leche es un "doble gancho al hígado". Evitar, además, especias, cerveza, café y alimentos fritos e industrializados (por los aditivos).

Para regularizar la producción de colesterol cuando el hígado no funciona bien: arroz integral y trigo entero; nueces, linaza molida, chía; sardina, salmón.

Cálculos biliares: arroz integral y rábanos. Todas las leguminosas frenan la formación de cálculos (el azúcar, en cambio, la favorece). Evitar las fresas por su contenido en oxalatos y silicatos. Y cuidado con la naranja o su jugo en ayunas que puede producir náusea o pesadez abdominal.

Sobrepeso

Favorecen el exceso de peso:
- azúcar (y todos los productos industrializados que la contengan)
- harinas refinadas (en productos de panadería y pastas)
- arroz (cualquiera que no sea integral)
- grasas dañinas (en lácteos y postres)
- mucho líquido durante las comidas (arrasa con las enzimas)

Como todo eso no nutre, el organismo no recibe lo que necesita y pide más comida: el apetito se vuelve caprichoso. Y como tampoco hay fibra, no se produce esa sensación de llenura con la que el estómago dice que es suficiente. Y se come más.

Por otra parte como los desechos tóxicos de esos productos acumulados son acidificantes, hay retención de líquidos para neutralizarlos; esto produce una sensación de pesadez seguida de un mayor aumento de peso. (A lo que también contribuyen **la sal y las carnes**).

Al exceso de peso se pueden sumar otras complicaciones, como problemas en las articulaciones o en la columna vertebral. Y aumenta el riesgo de que se desarrollen enfermedades como diabetes, hipertensión y trastornos cardiovasculares. El exceso de grasa corporal, de por sí, propicia el desarrollo del cáncer, sobre todo en el estómago (y en las mujeres, de matriz o mamario; además, quistes en el ovario y "bolitas" en las glándulas mamarias).

Los problemas cardio-vasculares (angina de pecho o mayor riesgo de infarto, embolia o hemorragia cerebral) están en relación con el aumento de colesterol y triglicéridos provocado por las grasas dañinas y los productos industrializados.

Lo primero que se impone, por lo tanto, es consumir más alimentos nutritivos al tiempo que se van reduciendo los productos dañinos. El ejercicio es igualmente importante para quemar la grasa acumulada, pero lo más efectivo y permanente es el cambio en la calidad de lo que se ingiere.

En este caso, los alimentos acuosos como los de origen vegetal (berros, pepino, chayote, nabo...) y los que absorben mucha agua en su cocimiento (arroz integral, camote, calabaza de Castilla, algas marinas...) son de gran ayuda. Y también se cuenta con sustancias en los alimentos que ayudan al hígado a remover la grasa acumulada:

La **colina** en el arroz integral y el trigo entero, la soya y el tofu, los vegetales en general (y sobre todo brócoli, nopal y lechuga), el cacahuate y el pescado

La **lecitina** en la zanahoria, la coliflor, los cereales integrales, la soya, las nueces y el huevo

La **vitamina B$_{12}$** en las algas marinas, cereales integrales, soya y tofu, miso macrobiótico, hongo shitake y pescados de agua fría

En la práctica y para regular o evitar baja de defensas, sobrepeso, diabetes, hipertensión, hiperactividad, etc. conviene tener en cuenta el **índice glicémico** (la rapidez con que la glucosa de los carbohidratos pasa a la sangre): a) **los de bajo y mediano índice son básicos;** b) los de alto índice tienen que disminuir hasta ser eliminados.

Bajo índice (15 a 35)

• Vegetales: lechuga, rábanos, calabacitas, pepino, poro, cebollas; col, coliflor, brócoli, champiñones, setas, aceitunas; zanahoria, apio, alcachofa, chícharos; germinados.

• Cereales: cebada, quinoa, maíz

• Leguminosas: garbanzo, frijol, lenteja, soya (frijol, queso, fideo chino)

• Oleaginosas y semillas: almendra, ajonjolí, girasol, calabaza...

• Frutas: manzana, pera, fresa, mandarina, higo, ciruela; mermelada de frutas sin azúcar.

Mediano índice (40-50)

• Cereales en grano: arroz integral, trigo, centeno, avena (hojuelas), pan y pastas integrales.

• Frutas: uva, piña, mango; jugos de frutas frescos (manzana, piña); higos secos y orejones. (La papaya, el melón, las pasitas y el dátil conviene consumirlos con moderación.)

Alto índice (hasta 90)

• Cereales refinados azucarados, arroz blanco y pre-cocido, pan, galletas, donas, empanadas; harinas refinadas, fideos, tallarines, espagueti; pizza, lasagna, sushi, tacos mexicanos...
Papas, betabel.

• Mayonesa, mostaza, cátsup; azúcar, miel, melaza; chocolate, golosinas, helados, mermeladas, postres, refrescos.

• Jugos de frutas envasados, piña en almíbar.

También contribuyen a la baja de peso, hacer tres comidas al día y dos colaciones intermedias; tomar agua entre comidas (y poco líquido con la comida); menos sal. Y verse en la imaginación con el peso deseado.

Diabetes

Los alimentos que se consumen, son digeridos y se desdoblan lentamente hasta llegar a ser glucosa; ésta pasa a la sangre para llevar los nutrientes al organismo y producir energía. Pero cuando se consumen productos refinados (harinas o con azúcar) no se digieren en la boca ni en el estómago sino que pasan rápida y directamente a la sangre provocando un desequilibrio en el nivel normal de la glucosa.

El cerebro es el que primero percibe el aumento del oxígeno de la glucosa y hay un impulso de energía que hace que el individuo se sienta más animado. Solo que esto es transitorio, porque el páncreas libera insulina para nivelar el exceso de glucosa y entonces viene la reacción: cansancio o inquietud, nerviosismo, estrés o depresión. Se siente la necesidad de comer más de lo mismo y el ciclo se repite varias veces.

Se va estableciendo un estado donde puede haber predominio en la baja de la glucosa (hipoglicemia) o el aumento de la misma (hiperglicemia); también hay reacciones de la insulina, todo lo cual indica un terreno pre-diabético. Las grasas dañinas en los lácteos también hacen que suban los niveles de glucosa e insulina.

Las consecuencias del sube y baja de la glucosa y la insulina son:
• Cuando sube el azúcar en la sangre, la glucosa se transforma en grasa (que se acumula especialmente a nivel de la cintura)
• Para bajar la glucosa, sube la insulina provocando la formación y acumulación de más grasa con la consiguiente subida de peso (sobre todo si no se hace ejercicio)
• Lo más importante es que los niveles de glucosa o insulina, pueden permanecer ligeramente elevados y sin molestias hasta que viene la fatiga del páncreas y el terreno favorable para la diabetes

Además del sobrepeso, puede haber otros signos de **problemas con la insulina** (que es necesaria para que se pueda aprovechar la glucosa de los alimentos): cansancio después de la comida y la cena, dolor de cabeza o mareo si no come a sus horas, mucha hambre con deseo de cosas dulces; menos fuerza en la actividad física, presión de la sangre elevada; irritabilidad, dificultad para concentrarse, fallas de memoria y grasa corporal difícil de eliminar. (**El exceso de insulina provoca osteoartrosis**: desgaste del hueso y la articulación con molestias reumáticas.)

Establecida la diabetes, los mecanismos que regulan el equilibrio de la glucosa y la insulina ya no funcionan correctamente, debido principalmente al consumo de productos tóxicos: grasas dañinas y carbohidratos vacíos.

A la larga, la diabetes propicia otros trastornos como hipertensión, problemas del corazón y la circulación, insuficiencia renal y pérdida de la vista. Además se acentúan los altibajos emocionales y las fallas de memoria (que pueden llegar hasta el Alzheimer o la demencia).

Por lo tanto conviene disminuir, hasta eliminar: azúcar, miel y chocolate; productos de panadería y repostería; lácteos, carnes grasosas y mariscos; bebidas alcohólicas (que también suben la insulina).

En cambio, los alimentos que más contribuyen tanto a la prevención como a la curación de la diabetes son:
- Cereales integrales (avena, arroz, trigo y amaranto).
- Leguminosas (frijol, garbanzo, soya...)
- Ajonjolí, almendra y castañas.
- Vegetales (brócoli, col, coliflor, apio, lechuga, chaya, cebolla, aguacate, alfalfa, ejotes)

Especial mención merece **el nopal por la gran cantidad de fibra** que ayuda a retardar el tiempo en que se absorben los nutrientes y entren a la sangre (impidiendo que el exceso de glucosa se convierta en grasa). **Sus enzimas actúan como la insulina** ayudando a que la glucosa pueda penetrar a las células para que sea sintetizada y sus niveles se mantengan normales.

El nopal ayuda a bajar los niveles de glucosa, colesterol y triglicéridos; contribuye a bajar de peso y combate la resistencia a la insulina (también combate la formación de coágulos disminuyendo el riesgo de infarto). Bueno para prevenir la diabetes y si ya está establecida (tipo II) es de lo más efectivo si se consume solo y asado 2 o 3 veces al día antes de los alimentos (al servir se le puede agregar un poco de aceite de oliva y jugo de limón).

Trastornos respiratorios

Resfriados: limón, cebolla, ajo, miel.

Tos: jengibre, limón, miel de abeja; xoconostle.

Bronquitis: lechuga y rábano. Leche de almendras y queso de soya (tofu) en lugar de lácteos.

Sinusitis: rábano grande, cebolla.

En general, la cebolla y la zanahoria fortifican los pulmones, en tanto que el aguamiel fortalece el aparato respiratorio. Evitar lácteos, harinas refinadas y caldos de carnes porque producen exceso de mucosidades.

Aparato cardio-vascular y sangre

Los trastornos pueden curarse (y evitarse) cuidando de manera especial el consumo de grasas: dando preferencia a las que vienen en los alimentos al natural, evitando las grasas tóxicas y reduciendo al mínimo lo que va frito.

Se pueden consumir los cereales integrales (con folatos que protegen el corazón y los vasos sanguíneos), los vegetales, las leguminosas y las frutas; las oleaginosas y las semillas que son la fuente principal de buenas grasas. Y bajar al mínimo o evitar: carnes grasosas, lácteos (sobre todo los quesos maduros), productos industrializados, especias (sobre todo pimienta); azúcar, cafeína y licores. Poca sal.

Arritmias: garbanzo, vegetales de hoja verde, germinados, algas marinas, miso y tamari, dátil y níspero.

Arterosclerosis: calabaza, zanahoria, garbanzo, almendra, nuez, limón. Evitar el huevo.

Angina de pecho: calabaza de Castilla, garbanzo, almendra, nuez.

Corazón cansado: brócoli, chirimoya. Evitar cerveza.

Infarto: calabaza de Castilla y vegetales ricos en antioxidantes: col, coliflor, brócoli, rábanos, berros, poro, cebolla (que reducen el daño en el músculo cardiaco).

Problemas vasculares en el cerebro: nuez de Brasil, ajo, melaza.

Várices: camote y más vegetales (hacer ejercicio moderado).

Hinchazones en las piernas: col escaldada, perejil, sandía. Evitar sal en exceso y licores (retienen líquidos).

Sabañones (elevación rojiza por problema de circulación en los pies): cítricos y ajo.

Fragilidad capilar (manchas rojizas o moretones): alimentos con vitamina C (amaranto, zanahoria, chaya, algas marinas, hongo shitake; dátil, tejocote, guayaba, mandarina, toronja, naranja). No tomar vitamina C de laboratorio porque puede agravar la situación.

Problemas en la sangre

Hipertensión. Aumentar: arroz integral, calabaza, camote, germinados, brócoli, col, cebolla, aguacate, hongo shitake; limón, sandía, toronja. Evitar: huevo, quesos maduros, pimienta y especias.

Anemia. Aumentar: arroz integral, leguminosas y semillas; berros, chaya, rábanos, lechuga, zanahoria, poro, epazote, algas marinas, aguacate; manzana, tejocote, limón; melaza, té de diente de león. **Suprimir** azúcar y todo lo que la contenga.

Colesterol elevado. Aumentar: cereales integrales; leguminosas incluyendo las alubias; nopal, brócoli, coliflor, hongo shitake, aguacate. **Eliminar:** azúcar y tabaco. Y hacer ejercicio.

Triglicéridos elevados (causantes de enfermedad cardiovascular). Aumentar: carbohidratos complejos en cereales integrales, especialmente la cebada; leguminosas; nopal, cebolla, aguacate; guayaba; té verde (dos veces al día). Tener presente que el ejercicio ayuda a bajar los triglicéridos. Eliminar: grasas nocivas, carbohidratos simples (azúcar, dulces, golosinas...) y licores.

Colesterol y triglicéridos elevados. **Aumentar:** cereales integrales, leguminosas, oleaginosas y semillas; cebollines, brócoli, coliflor; guayaba; y semillas (que reducen el riesgo de infarto).

Problemas de circulación (la congestión de las venas con el tiempo es causa de várices, artritis, ciática, neuritis, ruidos en el oído y embolia o hemorragia cerebral). Aumentar: arroz integral, semillas de girasol, fresas. El té de diente de león desintoxica purificando la sangre. **Eliminar:** frituras y fritangas, azúcar y alimentos industrializados.

Acidificación de la sangre

La mayoría de los alimentos que se consumen producen ácidos: los carbohidratos y las grasas (acético, láctico y otros); las proteínas (úrico, fosfórico y sulfúrico); con la respiración, además, ácido carbónico.

Todos son dañinos y solo se eliminan si son neutralizados por minerales alcalinos (como sodio, calcio, magnesio, potasio) que también deben reponerse con los alimentos.

Si no hay equilibrio, el predominio de elementos ácidos produce acidificación sanguínea en tanto que el predominio de alcalinos causará una alcalosis. En ambos casos se trata de un terreno favorable para el desarrollo de cualquier enfermedad: aguda o crónica, benigna o maligna.

La sangre es ligeramente alcalina (pH 7.4) y solo tolera mínimas variaciones. Si se sobrepasan, los órganos encargados de la eliminación de residuos (hígado, riñón y pulmón) se van agotando; con eso las sustancias ácidas no se eliminan por completo y se van acumulando en los espacios intercelulares.

Esto trae como consecuencia que la entrada de nutrientes a las células queda obstaculizada, con lo que se siguen dos cosas: bajan las defensas y se retiene agua para contrarrestar la acidificación de la sangre (una de las causas de la facilidad para aumentar de peso).

Los alimentos que producen acidificación de la sangre después de que son digeridos (sean o no de sabor ácido) son:

• Carnes y vísceras, aves y huevo, pescado y mariscos; leche y lácteos (queso, yogur, crema, mantequilla)

• Cereales (el menos acidificante es la quinoa), semillas, leguminosas (los garbanzos no), oleaginosas (las almendras y castañas no)

• Harinas refinadas, levadura y productos de panadería; sal refinada

• Toda clase de grasas y aceites

• Café, dulces y bebidas azucaradas; chocolate (en todas sus formas)

• Algunos vegetales (maíz, lentejas y aceitunas)

• Algunas frutas (arándanos, ciruelas y ciruelas pasas), frutas en conserva

También producen acidificación porque carecen de minerales alcalinizantes (y gastando, además, los minerales alcalinos de reserva):

• Azúcar, sacarina y endulzantes químicos
• Café, té negro, refrescos, bebidas fermentadas (vino, cerveza, licores); vinagre
• Alimentos industrializados, medicinas de patente, drogas

Por su parte, los formadores de alcalinidad son comparativamente pocos y, por lo tanto, muy importantes: vegetales, algas marinas, frutas frescas (manzana, coco fresco, durazno, melón, pasitas) y, en menor cantidad, sal (sal de ajonjolí y tamari).

Los vegetales son más alcalinos que las frutas. (Éstas, aunque tienen ácidos, como son orgánicos favorecen la alcalinidad. El limón, por ejemplo, que en la boca es tan ácido, en el estómago es alcalino).

La fatiga está en relación con la acidificación de la sangre porque el trabajo y el ejercicio violento producen ácido carbónico en exceso.

El chocolate dificulta la absorción del calcio alcalinizante de los vegetales de hoja verde, algas y frutas secas. Por el contrario, el alga kombu añadida a los frijoles, no solo ayuda a neutralizar la acidificación, sino a quitar el deseo excesivo por lo dulce. (El consumo de azúcar y alimentos animales hace que haya una mayor atracción por las drogas; si realmente se quiere eliminar la adicción a las drogas hay que eliminar el azúcar y los alimentos animales.)

Además de los alimentos alcalinizantes, también ayudan a neutralizar la acidificación de la sangre: dormir bien, hacer respiraciones profundas, estar de buen humor y sonreír.

Trastornos urinarios

Incontinencia (salida involuntaria de orina). Muchas veces es causada por tomar jugos y frutas en exceso; conviene eliminar la toronja y la sandía. **Aumentar:** cereales integrales (sobre todo amaranto), lentejas y alverjones, almendra y semillas (ajonjolí, calabaza, girasol). Y cuidar de vaciar el intestino con regularidad para que no presione la vejiga.

Edemas. Vegetales en abundancia (incluyendo el perejil), sandía y toronja. Poca sal y evitar licores porque hacen que se retenga agua. (Y cuidado con los diuréticos de laboratorio porque hacen que se pierda potasio.)

Cálculos renales. Arroz integral, apio, zanahoria, limón. Poca sal. Evitar lácteos y suplementos con calcio; espinacas, betabel, espárragos, jitomate, pimiento verde (por los oxalatos); fresas y chocolate; cerveza (por oxalatos y ácido úrico), licores y tabaco.

Problemas de ácido úrico. Manzana. (Cuando no aparece ácido úrico en la sangre de pacientes reumáticos o gotosos, es probable que se estén formando cálculos renales.)

En general para el riñón: cebada, avellana, perejil, lechuga y frutas y vegetales frescos. Té de diente de león.

Que no falte la cebolla cuando haya infecciones, cálculos o insuficiencia renal. (En las infecciones también el limón.)

Aparato genital masculino

Las grasas dañinas, los productos animales y los alimentos industrializados son causa de disfunción sexual e impotencia, ya que dañan las arterias que se encargan de la circulación de la sangre en el pene. Los niveles elevados de colesterol también causan disfunción sexual.

Por otra parte, las sustancias químicas de las carnes, producen serios problemas en la testosterona por lo que se presentan eyaculaciones débiles, menos espermatozoides (y con menor movilidad) y hasta infertilidad.

La situación se agrava si se lleva un estilo de vida poco saludable: café, tabaco, refrescos oscuros, licores, exceso de trabajo y estrés; cierto tipo de diversiones y falta de ejercicio. Todo eso debilita al organismo que se hace más susceptible a cualquier enfermedad. Cambios en el estilo de vida incluyendo la alimentación, son necesarios para fortalecerlo y evitar o curar: obesidad, psoriasis, herpes, depresión o cualquier otro trastorno.

Respecto al cáncer de próstata, se trata de una variedad de base hormonal ligado a los alimentos por los productos animales y sus grasas que estimulan la producción excesiva de testosterona. (Que también acelera la calvicie.)

Interviene también el consumo de lácteos bajos en grasa, porque el exceso de calcio baja los niveles de vitamina D que protege del cáncer.

Una característica de este tipo de cáncer es que, la mayoría de las veces, avanza con lentitud antes de que se desarrolle el tumor. Se impone, por lo tanto, menos grasas animales (en carnes y lácteos) y evitar también los lácteos bajos en grasa.

Procurar alimentos con fitoquímicos que reducen el riesgo de cáncer: soya y vegetales (que de paso remueven el exceso de hormonas), zanahoria y calabaza de Castilla. Las crucíferas (col, coliflor, colecitas de Bruselas, rábano japonés...). Uva roja con cáscara y moras; cacahuates y nueces (con polifenoles) y, en general, los vegetales de colores fuertes y oscuros que tienen el más potente de los fitoquímicos (sulforafano) que impide el desarrollo del cáncer. El jugo de granada también ayuda.

Aparato genital femenino
Síndrome premenstrual.

Si los niveles de estrógeno se elevan demasiado producen ansiedad e irritabilidad; si es la progesterona la que domina, se produce fatiga y depresión. Para equilibrar ambos conviene:

• Evitar grasas dañinas, dulces, refrescos.

• Bajar el consumo de lácteos (la lactosa puede bloquear la absorción del magnesio que ayuda a regular los niveles de estrógeno).

• Quitar la cafeína (produce sensibilidad mamaria, ansiedad e irritabilidad).

• También: licores, sal de mesa y alimentos industrializados al comer fuera de casa (retienen líquidos).

Aumentar: fibra en vegetales, fruta fresca, leguminosas y semillas (liberan del exceso de estrógenos). Alimentos con magnesio y calcio: ajonjolí, avellana, almendra, amaranto, garbanzo.

No conviene tomar diuréticos, es mejor hacer ejercicio moderado o caminar al aire libre. Respiraciones profundas y una actitud positiva, favorecen el equilibrio de los niveles hormonales.

Menopausia

En todos los problemas del aparato genital y especialmente en la menopausia, hay que tener en cuenta que la medicación a base de hormonas presenta riesgos más o menos graves, desde acné, caída del cabello y obesidad hasta tumoraciones (benignas o malignas) en ovario, matriz y glándulas mamarias. En general, no es necesaria si se consumen con regularidad alimentos ricos en fitohormonas:

• Cereales como arroz integral, amaranto, quinoa...
• Leguminosas como garbanzo, frijol, alverjones...
• Cacahuate, ajonjolí y linaza molida.
• Vegetales: brócoli, col, rábanos...
• Queso de soya (tofu).

En relación con la menopausia, las molestias son debidas al brusco descenso de los estrógenos; por lo tanto, hay que dejar de consumir productos animales y aumentar el consumo de alimentos de origen vegetal. (Las mujeres orientales consumen con regularidad el tofu y no conocen lo que son "bochornos".)

Cáncer mamario

Intervienen las hormonas con que alimentan a los animales y las grasas de los mismos (en carnes y lácteos) que estimulan la producción excesiva de hormonas sexuales con un mayor riesgo de cáncer. Lo mismo hace la grasa corporal.

Afortunadamente todos los alimentos de origen vegetal, por la fibra, remueven el exceso de hormonas sexuales bajando ese riesgo. Las crucíferas, la calabaza de Castilla, la zanahoria... tienen más poder (por el sulforafano) para proteger del cáncer e incluso curarlo. También son útiles la uva roja con cáscara y el durazno.

La fibra de la linaza molida evita o ayuda a curar el cáncer mamario (una cucharadita diario). Y el tofu tiene genisteína que frena el desarrollo del tumor.

Afecciones de la piel

Acné. Puede ser debido a exceso de alimentos grasosos, el queso, los mariscos o los licores. (También por el estrés o el maquillaje.) Ayudan: arroz integral, pepino, chaya, aguacate, zanahoria, perejil; camote, calabaza de Castilla, algas marinas; frutas como durazno, chabacano, mandarina y naranja. También sardina, salmón y atún.

Barros, verrugas, desprendimiento de las uñas: chaya.

Bolitas de grasa bajo la piel: arroz integral

Celulitis: arroz integral y zanahoria.

Erupciones o ámpulas con comezón: arroz integral (como aplicación local, harina de avena o almidón.

Heridas, quemaduras, úlceras: miel como aplicación local (evita infecciones)

Manchas (puntos rojos o moretones) y tumoraciones: alimentos con bioflavonoides: cebolla, uva, manzana, capulín, fresa, arándano fresco (sin azúcar).

Psoriasis: apio, lechuga y zanahoria.

Urticaria (erupción fina o ronchas). Por comer carne de puerco o sus derivados (salchichas sobre todo), alimentos salados (papas fritas, quesos, galletas...) o alimentos descompuestos. Ayudan el arroz integral así como verduras y hortalizas (crudas y al vapor).

Otras afecciones (sequedad, erupciones, comezón, uñas quebradizas): soya, semillas de girasol, cacahuate, melaza.

En general, para la piel: cereales integrales, tofu, oleaginosas y semillas; durazno, guayaba, papaya, mango. Y apio, aguacate, alcachofa, berros, lechuga, pepino, rábanos, zanahoria, verdolaga, chícharo, camote.

Evitar: productos de panadería, lácteos, azúcar y chocolate.

Sistema músculo-esquelético

Artritis úrica (cuando el ácido úrico no se elimina) y se pierde calcio. Aumentar cereales integrales por los isoflavonoides que favorecen la mineralización de los huesos y protegen las articulaciones del desgaste acelerado; vegetales (apio, coliflor, ejotes, nabo, poro, brócoli); fruta fresca (fresa, uva, manzana, cítricos) y limón; frutas secas (pasitas, dátiles, orejones). Eliminar: vísceras y carnes rojas, pescado y mariscos; espinacas, acelgas, setas, champiñones, espárragos; cafeína (en café, té negro, chocolate, refrescos de cola); cerveza, vino y licores; azúcar. Disminuir: chícharos y cacahuate; también las leguminosas (pero el caldo sí se puede consumir).

Descalcificación; retraso en la dentición o en la soldadura de fracturas: alimentos con sílice (vegetales de hoja verde, rábanos, cereales integrales).

Dolores musculares: alimentación correcta y ejercicios lentos (tai-chi, gimnasia cerebral).

Gota. Bajar el consumo de leguminosas, espinacas, chícharos, hongos, espárragos, coliflor.

Osteoartrosis (trastornos por exceso de carga en las articulaciones). Aumentar: vegetales, cereales integrales (sobre todo el arroz) y leguminosas; sardina, salmón y atún enlatados; manzana, coco y agua de coco.
Eliminar carnes y lácteos porque producen agravación de las molestias. Conviene hacer ejercicios de relajación.

Osteoporosis. Aumentar: almendras, ajonjolí, soya y germinado de soya; rábanos, brócoli, colecitas, coliflor y especialmente col; alfalfa y algas marinas; fruta fresca, sobre todo naranja y coco; jugo de zanahoria. Sardina y huevo. Disminuir hasta eliminar: carnes, pescado, quesos maduros, acelgas y espinacas; salvado de trigo (y all bran); azúcar. Cafeína (aumenta la eliminación de calcio). Refrescos de cola por el ácido fosfórico que reduce la absorción de calcio (todos los refrescos favorecen la destrucción de los huesos). Sal (entre más sal, se pierde más calcio). El ejercicio es muy importante: caminar, bailar, bicicleta, yoga, tai-chi...

Trastornos reumáticos (que afectan músculos y articulaciones). Aumentar: cereales integrales y oleaginosas. Eliminar la leche.

En todos los trastornos de músculos y articulaciones, las carnes rojas desencadenan la inflamación y el dolor. Los aditivos (especialmente los colorantes) en los alimentos industrializados, pueden producir sustancias que agravan la inflamación.

Por el contrario, la mayoría de los alimentos de origen vegetal detienen la inflamación. **Menos las solanáceas: jitomate, berenjena, pimientos, chiles y papas; de éstas solo son útiles las cáscaras. Esto es especialmente importante cuando hay dolores en las articulaciones y en la artritis reumatoide.** También conviene consumir: alimentos con omega-3, frutas (fresa, guayaba, mandarina, uva, tejocote, sandía, higo) y sobre todo, garbanzo y almendras.

Sistema nervioso

Alzheimer: arroz integral. Evitar quesos maduros y refrescos en lata.

Ansiedad: cereales integrales y alcachofa. Evitar carnes rojas, cafeína y licores.

Anorexia (falta de apetito y miedo de subir de peso): ajonjolí, oleaginosas y semillas, frutas frescas; evitar el salvado (all bran).

Bulimia (apetito desordenado e impulsivo): ensaladas frescas y camote.

Calambres: ajonjolí, semillas de girasol y pepitas de calabaza; apio y cebolla; fruta fresca. Tomar agua antes, durante y después de hacer ejercicio; estirarse es importante.

Depresión: arroz integral y avena; aguacate, alfalfa, alcachofa, zanahoria, chícharos y quelites; soya, garbanzo, frijoles; ajonjolí y algas marinas; papaya, durazno, tejocote, dátil; atún, salmón, huevo. Evitar azúcar y grasas dañinas.

Dolor de cabeza: arroz integral con gomasio (sal de ajonjolí), zanahoria. Evitar lácteos, cítricos, nieves y bebidas frías. En el caso de **jaqueca (migraña)**, evitar, (porque es producida o agravada por): quesos maduros, carnes ahumadas, chocolate, vino tinto, alimentos industrializados que tengan glutamato monosódico (GMS).

Esclerosis múltiple: amaranto, cebada, germinados; leche de almendra, nuez de Brasil. (Evitar productos de panadería y lácteos si hay intolerancia al gluten y a la caseína.)

Esquizofrenia: cereales integrales, vegetales y frutas deshidratadas (pero no cristalizadas). Evitar: lácteos, alimentos industrializados (por los aditivos) y productos de panadería (el gluten del trigo puede producir alergias que agravan la situación).

Estrés. Lo favorecen: azúcar, comidas grasosas, carnes rojas, alimentos procesados, cafeína (en café, té negro, refrescos de cola) y licores. Bajan el estrés: minerales como calcio (en sardina enlatada y ajonjolí), magnesio (en verduras, semillas, frutas deshidratadas), potasio (en frutas, verduras, cereales en grano); alimentos con vitaminas B (brócoli, col, ejotes, aguacate, cereales y leguminosas); pescado (boquerón, sardina, caballa); carbohidratos complejos productores de serotonina (arroz integral, amaranto, avena). También son alimentos relajantes: garbanzo; almendra, avellana, nuez, piñón y castañas.

Hiperactividad: cereales integrales, semillas y oleaginosas, leguminosas, camote. Evitar: azúcar, fructosa, refrescos, café, chocolate, licores; huevo y carnes rojas; todo lo que contenga colorantes o aspartame. Productos de panadería y lácteos si hay intolerancia al gluten y a la caseína.

Insomnio. Aumentar: cereales integrales, garbanzo y cacahuate; ajonjolí y algas marinas, fruta, sardina y charal seco. Y vegetales: alcachofa, berros, chaya, epazote, germinados, lechuga, perejil, zanahoria. Eliminar: carnes rojas y quesos maduros, café, té negro, refrescos oscuros, chocolate (en todas formas provocan excitación del sistema nervioso). En la noche no conviene tomar líquidos pesados ni azucarados; tampoco mucho líquido. (Ayuda a relajarse el visualizar un paisaje agradable.)

Parkinson: arroz integral, frutas y vegetales crudos; cacahuate.

Síndrome del túnel del carpo (hormigueo, adormecimiento o dolor en la muñeca y la mano por movimientos repetitivos al doblar las muñecas: los tendones se inflaman y comprimen el nervio produciendo dolor). Aumentar: ajonjolí, germen de trigo, plátano, melaza. Eliminar la cafeína y los licores. (Conviene hacer ejercicios suaves con las manos: rotar la muñeca; descansar las manos conservándolas levantadas con los codos apoyados sobre la mesa; presionar los dedos contra las palmas de las manos, luego extenderlos y doblarlos hacia atrás lo más que se pueda; conservar las manos y las muñecas alineadas y sin doblarlas al exprimir o teclear.)

Temblores, dificultad en la coordinación de movimientos, déficit de atención y fatiga crónica: arroz integral.

Trastornos de la vista: zanahoria, calabaza de Castilla, alfalfa, col, chaya; uva roja, fresa, chabacano, moras, arándonos frescos (sin azúcar). En miopía: vitamina D en avena, apio, semillas de girasol, sardina enlatada y dátiles; sin olvidar que el sol también interviene en su formación. (Buenos los baños de sol en los ojos).

Catarata: cereales integrales, semillas, calabaza de Castilla y guayaba. Evitar lácteos, sobre todo la mantequilla. Disminuir el consumo de sal.

Glaucoma: ajonjolí, zanahoria, chabacano, frutas deshidratadas. Evitar carnes rojas, huevo, vino, cafeína.

Pequeñas **hemorragias** con pérdida de agudeza visual: uva, manzana, capulín, fresa, arándano fresco; cebolla.

Dolor en los ojos: chaya y camote (también en zumbido de oídos y mareos).

En general para los ojos (vitaminas A, B_2 y C; carotenoides y flavonoides): cereales integrales, garbanzo, frijol; semillas de girasol, avellana, cacahuate; frutas (durazno, tejocote, guayaba, mandarina, naranja, dátil) y calabaza de Castilla, camote, col, zanahoria, lechuga, quelites, germinados, algas marinas.

Conviene descansar los ojos: a) ahuecando las manos sobre ellos sin presionarlos, cuando se sientan tensos o cansados; b) haciendo ejercicios (moverlos de un lado a otro, de arriba abajo, en diagonal, en forma circular; y cambiando el punto de vista entre algo cercano y algo a lo lejos, repetidas veces).

Cáncer

El problema principal con esta plaga es un sistema inmunológico debilitado que no puede detener el crecimiento y expansión de las células malignas. Cuando en un organismo están bajas las defensas, existe un gran riesgo de que se desarrolle el cáncer.

Y la relación con la alimentación es muy fuerte ya que tanto los productos animales como las grasas dañinas destruyen los glóbulos blancos que toman parte en la defensa en estos casos. [Entre el 70 y 90% del ganado y las aves para consumo humano, tiene algún tipo de cáncer (leucemia en el ganado vacuno) debido a la alimentación moderna para conseguir un crecimiento rápido del animal y mayor producción.]

Los productos animales, sobre todo los lácteos llenos de hormonas, al acelerar la hormona estimulante del crecimiento aumentan el riesgo de cáncer (no sólo de próstata, uterino y ovárico, sino de pulmón y colon).

Por otro lado, las proteínas animales gastan en su digestión gran parte de las enzimas pancreáticas que son las que se encargan de impedir el avance del cáncer. (Lo hacen disolviendo la capa proteica de las células malignas para que puedan ser atacadas por el sistema inmunológico).

Luego, los tratamientos convencionales (radiaciones y quimioterapia) producen radicales libres (agentes cancerígenos), y ya con un sistema de defensa dañado, predisponen al retorno del cáncer.

Hay una gran diferencia entre las proteínas de los alimentos: las de origen animal facilitan el avance del cáncer; las de los vegetales (por sus antioxidantes y fitoquímicos) luchan y defienden del cáncer.

Al igual que la diabetes, el cáncer no es una enfermedad local ya que puede causar problemas en otros sitios del organismo. Es necesario ir a la causa y hacer los cambios necesarios especialmente en lo referente a la alimentación.

Lo que no conviene:

• carnes rojas (cáncer en boca, faringe, esófago, estómago, colon; riñón y mamario)

• huevo diario (cáncer en estómago y colon)

• aceites y grasas dañinas (cáncer de colon, de próstata y mamario)

• pescado y mariscos (por contaminación química)

• café y licores (favorecen el desarrollo del tumor)

• productos refinados y azucarados (panadería, conservas, refrescos...) que producen radicales libres agotando las reservas de antioxidantes del organismo

Los productos industrializados bajan las defensas a la mitad en cuestión de horas, abriendo la puerta a cualquier enfermedad.

Los alimentos que elevan las defensas y fortalecen al organismo son: arroz integral, cebada, avena, pan de centeno...

• almendras, avellanas, semillas...

• soya y tofu, habas...

• manzana, pera, uva, fresa, guayaba, guanábana, durazno, piña; pasitas...

• brócoli, col, coliflor, poro, zanahoria, rábanos, perejil, cebolla, germinados, calabaza de Castilla, hongo shitake...

En la práctica conviene ir sustituyendo los productos dañinos por los que sí nutren: harinas refinadas por harina integral; arroz refinado por arroz integral; azúcar por piloncillo o frutas deshidratadas; lácteos por leche de almendra y queso tofu; sal refinada por sal de grano; aderezos y picantes por yerbas aromáticas; botanas comerciales por semillas al natural; alimentos procesados por cereales en grano y alimentos frescos, germinados o congelados; bebidas por agua o tés de yerbas hechos en casa...

Y para terminar

El **desayuno** es muy importante (mejora el desarrollo y las funciones del cerebro). Cada día despertamos con una ligera baja de glucosa en la sangre; mientras no desayunamos, se utilizan las reservas del hígado para producir energía.

Si se pasa más tiempo sin alimento, y agotadas las reservas del hígado, éste comienza a tomar (de los músculos, los ligamentos, del colágeno de la piel) proteínas para transformarlas en glucosa hasta que llegue el alimento.

El retraso o la falta de desayuno trae como consecuencia: pérdida de masa muscular (y baja de peso), cierto aturdimiento (no llega suficiente glucosa al cerebro) y un metabolismo más lento.

El metabolismo más lento tiene otra repercusión en sentido contrario, ya que en la quema de grasas se tiene que ahorrar combustible. Acostumbrado el organismo al ahorro, cuando llega el alimento es recibido como que está de más y lo transforma en grasa con el consiguiente aumento de peso.

El **ejercicio** también es importante porque, además de producir una agradable sensación de bienestar, evita enfermedades: estabiliza los niveles de la glucosa en la sangre, baja el colesterol y los triglicéridos, mejora la circulación y regula la presión arterial; refuerza los huesos evitando la osteoporosis, vigoriza los músculos y quema grasa si hay sobrepeso; mejora el sueño y la capacidad de concentración; ayuda en casos de estrés o depresión y fortalece el sistema inmunológico acelerando la eliminación de toxinas.

Estar activo físicamente y aprender a descansar antes de cansarse, es necesario para disfrutar de la vida.

Y tan importante como la calidad del alimento, es la **actitud mental** que la acompaña pues con cada bocado se ingieren los elementos correspondientes: paz, serenidad, alegría... Música suave, concentrarse en lo que se está haciendo y conversaciones agradables, son un buen ambiente para asimilar los nutrientes de la comida y conservarse lo mejor posible.

Homeopatía en afecciones digestivas

La medicina homeopática no es tóxica y actúa en forma rápida y suave. Se han seleccionado 18 medicamentos y se sugiere usarlos a la potencia 30 C en la siguiente forma: buscar en el apartado adecuado de acuerdo con la(s) molestia(s) de que se trate y elegir el que sea igual o más parecido. La presentación de los medicamentos de preferencia debe ser líquida para lo cual, en una farmacia homeopática, **se pide con el nombre abreviado del medicamento: DILUCIÓN A LA POTENCIA 30 C.** La forma de tomarlo es:

• 5 gotas en un poco de agua (cada 12 hrs.) en caso de trastornos del apetito o estreñimiento.

• 10 a 15 gotas en un vaso con agua y de ahí tomar un trago cada vez que vomite, sienta náusea o vaya al baño por la diarrea. Si hay dolor se puede tomar cada 5 minutos.

La homeopatía actúa como un impulso para que el organismo se encargue de la curación; por esta razón, el medicamento se puede suspender en cuanto comience la mejoría.

Aconito nappelus	(Acon.)
Arsenicum album	(Ars-a.)
Bryonia alba	(Bry.)
Calcarea carbónica	(Calc-c.)
Calcarea phosfórica	(Calc-ph.)
Cocculus indicus	(Cocc-i.)
Chamomilla matricaria	(Cham.)
Gelsemium sempervirens	(Gels.)
Hepar sulphur	(Hep-s.)
Lycopodium clavatum	(Lyc-c.)
Magnesia phosfórica	(Mag-ph.)
Natrum muriaticum	(Nat-m.)
Nux vómica	(Nux-v.)
Pulsatila nigricans	(Puls.)
Rhus toxicodendrum	(Rhus-t.)
Silicea terra	(Sil.)
Staphysagria	(Staph.)
Sulphur	(Sulph.)

Trastornos de apetito

Acon. Mucha sed con deseo de bebidas frías o cerveza.

Ars-a. No soporta la vista ni el olor de los alimentos. Sed inextinguible: bebe pequeñas tragos de agua helada con frecuencia.

Bry. Sed de grandes cantidades de agua que bebe con frecuencia.

Calc-c. Hambre voraz (huevo o cosas indigestas). No tolera la leche.

Calc-ph. Hambre excesiva, con deseo de sal y alimentos salados.

Cocc-i. El olor de los alimentos es desagradable y hay aversión a la comida aunque haya hambre, porque la deglución es difícil.

Cham. Falta de apetito. Sed intensa, quiere bebidas ácidas. Sed con el dolor.

Gels. Trastornos del apetito después de fuertes emociones. Mucho apetito pero se llena pronto. No hay sed.

Hep-s. Deseo de alimentos ácidos. Aversión a las grasas.

Lyc-c. Debilidad o sensación de vacío en el estómago con hambre. Apetito desmedido pero se llena pronto. Hambre casi inmediatamente después de comer o en la noche. Aversión a la comida hasta que la prueba y luego come con desesperación. Deseo de ostiones, cebollas, dulces y cosas azucaradas. Sed de pequeñas cantidades de agua.

Mag-ph. Deseo de dulces.

Nat-m. No tiene apetito; no le encuentra gusto a los alimentos. O tiene apetito exagerado (aunque adelgaza a pesar de comer bien). Deseo exagerado de sal; deseo de cerveza y de alimentos y líquidos fríos. (Los líquidos calientes le producen oleadas de calor.) Aversión a la leche y a las grasas. Niños que no comen y tienen mucha sed; luego tienen mucha hambre por unos días; los lactantes vomitan la leche materna. tSed insaciable, bebe grandes cantidades de líquido con frecuencia.

Nux-v. Falta de apetito pero siente hambre en el estómago. Aversión al agua y a los líquidos. Deseo de cerveza y licores.

Puls. Desea comer pero no sabe qué. Apetito caprichoso: carnes grasosas, huevos, postres. Deseo de alimentos fríos o ácidos. Aversión a las bebidas calientes. No percibe el olor ni el sabor de los alimentos. No hay sed.

Rhus-t. Deseo de leche fría.

Sil. Disgusto marcado por los alimentos calientes. Deseo de cosas heladas. Sed intensa sobre todo en la noche. Adelgaza a pesar de comer mucho. Aversión a la leche materna en los lactantes.

Staph. Hambre exagerada con estómago lleno, por fuertes impresiones.

Sulph. Apetito caprichoso, bebe mucho pero come poco. Se quita el hambre al ver los alimentos. O tiene una sensación de vacío o de debilidad con hambre exagerada a media mañana que mejora comiendo un poco. Malestar por el hambre y entonces come con frecuencia. Deseo de alimentos crudos o condimentados, de dulces o cosas azucaradas, de cerveza y licores.

Indigestión

Arn. Sabor y eructos como de huevos podridos; aliento pútrido y cólicos abdominales por gases irritantes (en infecciones).

Ars-a. Trastornos por grasas rancias, quesos maduros, mucha fruta, queso, nieves o bebidas heladas. Con sabor amargo o pútrido y sensación de tener una piedra en el estómago. (O dolor quemante o ardoroso en el estómago). Intoxicaciones por bebidas alcohólicas o alimentos descompuestos. Agravación con cosas dulces.

Bell. Eructos, hipo y abdomen inflado por los gases, muy sensible o con dolores relampagueantes.

Bry. Trastornos por contrariedades (boca seca, sabor amargo, mucha sed). Sensación de peso como si tuviera una piedra en el estómago (o primero mareo y luego malestar estomacal). Abdomen aumentado de volumen y con dolor que agrava al moverse o después de tomar alimentos.

Cocc-i. Sabor amargo o metálico. Eructos. Calambres violentos en el estómago. Abdomen abombado por los gases en la noche, con dolores agudos como si estuviera lleno de piedras filosas; los gases son expulsados con dificultad y sin mejoría apreciable.

Cham. Por contrariedades: sabor amargo y gran acumulación de gases cuya expulsión no produce alivio. El dolor le hace doblarse en dos y le pone angustiado e inquieto. En los pequeños, por la salida de los dientes, abdomen abultado y caliente, gases, llanto desesperado con cara roja y sudor frío.

Gels. Sensación de vacío y debilidad en la boca del estómago (que lo siente como si estuviera apretado). Generalmente después de malas noticias.

Ign. Trastornos digestivos caprichosos (se siente mal con una comida sana y digiere bien cuando es a su gusto). Sensación de vacío en el estómago que agrava comiendo o dolor de estómago que mejora comiendo. Dolor abdominal en la noche con expulsión difícil de gases, pero con evidente alivio.

Lyc-c. Se siente mal durante la comida. Digestión difícil con somnolencia después de comidas condimentadas. Sabor amargo, eructos persistentes, quemantes o ardorosos. Sabor dulzón, hipo, mal aliento, acidez. Regreso de alimento a la boca. Sensación de vacío (o de llenura) o estómago doloroso. Vientre abultado con ruido de gases cuya expulsión le proporciona cierto alivio. Agrava con comidas frías, grasas, hongos, chícharos, frijoles, col, cebolla (también licores y tabaco).

114

Nat-m. Sabor amargo, salado o dulzón y sensación de llenura en el estómago. Malestar después de las comidas sobre todo si son harinosas: pan, pastas, pizza, galletas, tortillas, pasteles.

Nux-v. Por excesos en comidas condimentadas, vino o licores, café (también por tabaco, medicinas, drogas). Eructos y sabor putrefacto después de las comidas. Mal aliento, hipo, acidez. Regreso de alimento a la boca y sensación de piedra en el estómago. Abdomen inflado por los gases (tiene que aflojarse la ropa); haciendo presión sobre el corazón, el intestino o la vejiga y pudiendo acompañarse de dificultad para respirar, dolor en la cabeza o en los riñones. Agrava el café y las bebidas frías.

Puls. Indigestión frecuente por exceso de grasas, harinas y azúcar. Enfriamiento gástrico por nieves o bebidas heladas. Lengua sucia, eructos, mal aliento. Sabor amargo, salado, dulzón o putrefacto. Acidez por exceso de grasas. Regreso de alimento a la boca. Dolor en el pecho como si el alimento estuviera allí, o siente como si el estómago estuviera apretado (o como si tuviera una piedra). Abdomen abombado por los gases que no puede expulsar. Agravan las comidas calientes, la fruta, los alimentos congelados, las grasas.

Rhus-t. Sensación de vacío o pesadez como de piedra en el estómago. Abdomen distendido y sensible en inflamaciones del intestino o del colon. Cólicos que mejoran doblándose hacia adelante o caminando.

Sil. Digestiones lentas con malestar después de las comidas en personas debilitadas. Eructos amargos en la mañana.

Staph. Después de ofensas, humillaciones, celos o enojo reprimido: eructos amargos o salados; cólicos abdominales con gran acumulación de gases, que agravan al menor contacto con la piel (y con mejoría por el calor y el reposo). Pueden presentarse convulsiones por la indigestión.

Sulph. Trastornos por dulces o cosas azucaradas, leche o cerveza. Eructos y sabor amargo o avinagrado; acidez y ardor en el estómago. Se siente mal durante la comida. Abdomen doloroso e inflado por gases con olor a huevos podridos.

Náusea y vómito

Ars-a. Por nieves, alimentos o bebidas heladas; en las intoxicaciones, infecciones, úlceras o estados graves. Náusea a la vista o el olor de los alimentos. Náusea y vómito después de comer. Vómito fácil, frecuente, de todo lo que come y hasta de la mínima cantidad de agua. Violento inmediatamente después de comer, sin mejoría. Vómito de alimentos, biliosos o verdosos, ácidos, negruzcos o sanguinolentos; de olor putrefacto. Vómito con la fiebre o cuando hay diarrea.

Bell. Náusea por la mañana. Vómito fácil, con fiebre y congestión de la cabeza.

Bry. Náusea al despertar, que agrava al menor movimiento y después de las comidas. Vómito de agua o bilis inmediatamente después de comer, tomar la mínima cantidad de líquido o con el movimiento. Náusea después de mareo o dolor de cabeza.

Calc-c. Por alimentos grasosos. Náusea en la mañana; vómito en la noche de agua o mucosidades (amargas o ácidas). En los niños vómito de leche cuajada y agria.

Cocc-i. Náusea (al viajar, al ver agua, al ver alguna cosa en movimiento). Náusea seguida de mareo o dolor de cabeza.

Cham. Después de contrariedades, licores, medicinas de patente, drogas: náusea y vómitos biliosos o ácidos.

Hep-s. Vómito en la mañana con la tos.

Ign. Náusea que mejora comiendo. Vómito de alimentos con hipo.

Lyc-c. Náusea a la vista de los alimentos (o después de comer); cuando el estómago está vacío o al encontrarse en sitios calurosos (con mejoría al aire libre). O vómito cuando come hasta saciarse. Náusea y vómitos por la mañana o cuando hay fiebre (de alimentos, mucosos o biliosos; amargos); sin mejoría con el vómito.

Nat-m. Náusea cuando hay fiebre. Vómito de alimentos o bilis (por el calor, durante el calosfrío o en personas debilitadas). Náusea y vómito después de comer.

Nux-v. Por indigestión o intoxicación; después de contrariedades; por el tabaco o ciertos olores; después de hemorroides suprimidas. Náusea en la mañana estando en la cama con debilidad o mareo. Vómito violento (espontáneo o provocado) produciendo mejoría. De alimentos, bilis, mucosidades amargas o ácidas; de olor fétido. Vómito después de un acceso de ira. Náusea y vómito después de comer.

Puls. Náusea después de comer o en la mañana después de tomar líquidos; también por alimentos condimentados o grasosos (carnes de puerco, embutidos, helados, pasteles...). El vómito puede ser de alimentos atrasados (o recientes), bilis o mucosidades amargas, con agravación en la mañana o en la noche. Náusea o vómito con la tos o con el dolor de cabeza.

Rhus-t. Náusea producida por el agua fría con dolor de estómago y vómito bilioso. Vómito con la diarrea.

Sil. Náusea en la mañana. Náusea constante después de las vacunaciones. Vómito después de tomar líquidos. Náusea y vómito después de comer. Los lactantes vomitan la leche cuajada.

Sulph. Náusea a la vista de los alimentos o por el olor del propio cuerpo. Vómitos de mucosidades amargas después de comer. Náusea y vómito después de comer.

Diarrea

Acon. Diarrea por susto. Diarrea con cólicos, tenesmo y fiebre; las evacuaciones son verdosas (como espinacas picadas) y con moco verde; desmenuzadas, explosivas.

Arn. Evacuaciones pútridas con gases y cólicos después de traumatismos. O en infecciones gastrointestinales con sabor, aliento y eructos fétidos. Incontinencia rectal durante el sueño.

Ars-a. Diarrea en las mañanas al despertar (en ancianos o personas debilitadas). **Después de medianoche**, o al terminar de comer; por alimentos descompuestos, grasas rancias o bebidas heladas. Evacuaciones frecuentes, pequeñas o líquidas; descoloridas, oscuras o negruzcas; fétidas. Son irritantes y producen excoriación con comezón y ardor. Pueden llevar alimentos a medio digerir. La diarrea también puede tomar un carácter disentérico con dolores cortantes en el intestino, evacuaciones primero acuosas, luego con moco o sangre, ardor en el recto y sensación de que no termina de evacuar (después de pastelillos o grasas descompuestas). La diarrea puede acompañarse de mucha debilidad sin proporción con la cantidad evacuada (o de vómito, fiebre, temblores, sudor frío, irritabilidad o angustia). Diarrea crónica.

Bell. Diarrea por enfriamiento con cólicos (puede haber fiebre); las evacuaciones son líquidas, cafés o negruzcas y pueden llevar masas blanquizcas. (Si hay que hacer mucho esfuerzo puede haber sangre.)

Bry. Diarrea matutina en cuanto comienza a moverse (o incontinencia rectal estando dormido). Diarrea por el calor del verano, con las leguminosas o después de alguna erupción suprimida; las evacuaciones son verde oscuro y con olor a queso añejo.

Calc-c. Diarrea con evacuaciones descoloridas, fétidas y de olor agrio (en los bebés de alimentos sin digerir y produciendo excoriaciones en el ano). Diarrea crónica en la época de crecimiento (con posible salida del recto). Las heces también pueden ser duras al principio y luego flojas, o líquidas como agua.

Calc-ph. Diarrea después de bebidas frías (o de una humillación): evacuaciones líquidas, explosivas, verdosas y espumosas. Diarrea durante la dentición (o en niños desnutridos) con evacuaciones irritantes, gases fétidos y alimentos sin digerir.

Cocc-i. Diarrea después de viajar.

Cham. Por contrariedades, el tabaco, enfriamiento o en los niños cuando salen los dientes. Diarrea nocturna, dolorosa (por gases que salen poco a poco sin producir alivio), con inquietud y ansiedad, o sudor abundante. Las evacuaciones son frecuentes, calientes, quemantes, fétidas; de color amarillo verdoso (como huevos revueltos con espinacas) o con moco verdoso (o masas blanquizcas.) Evacuaciones irritantes (los niños se rozan si no los asean con cuidado). Diarrea crónica.

Gels. Diarrea después de fuertes emociones (miedo, susto, disgusto, preocupaciones, malas noticias). Con deseos urgentes (o heces involuntarias). Las evacuaciones son abundantes, líquidas, amarillas o verdosas; pueden ser de bilis o llevar sangre.

Hep-s. Diarrea infantil: las evacuaciones pueden llevar masas blanquizcas o alimentos sin digerir. Su olor (y todo el cuerpo del niño a pesar del baño) es agrio o semejante al del queso añejo; salen con mucho esfuerzo aunque no estén duras.

Ign. Diarrea emotiva, por el café o al viajar, con urgencia excesiva que siente en la parte superior del abdomen. O deseos intensos pero temor de ir a defecar porque siente un agudo dolor al hacerlo: más marcado cuando la evacuación es blanda. Dolor intenso después de evacuar (siente como puñaladas).

Lyc.c. Diarrea por ostiones, alimentos harinosos, fruta verde, cebolla, cerveza o vino. Evacuaciones líquidas o semisólidas; o primero duras y luego flojas. Pueden ir con moco rojizo. Agravación con la leche.

Mag-ph. Diarrea acuosa en chorro; puede tomar el carácter disentérico (evacuaciones con sangre, violentos calambres y contracciones musculares o produciendo congestión en la cabeza).

Nat-m. Diarrea durante el día o por alimentos harinosos; con evacuaciones acuosas, verdosas y explosivas que salen con fuerza. También cuando son de bilis o que llevan moco. En los bebés diarrea con la leche materna.

Nux-v. Diarrea por la cerveza o los licores. En la mañana después de abusos el día anterior. Diarrea dolorosa después de las comidas o en la noche. También por enfriamiento o el uso de laxantes. Con deseos urgentes y frecuentes de evacuar pero ineficaces (las evacuaciones son escasas o abundantes y pueden llevar moco o sangre). Alternancia de diarrea y estreñimiento.

Puls. Diarrea nocturna después de comidas grasosas, postres, café; por el calor, la fruta, bebidas heladas, medicinas o drogas. También por susto con evacuaciones verdosas. Diarrea disentérica con evacuaciones de moco o sangre; precedidas de cólicos y produciendo irritación. Diarrea característica: no hay dos evacuaciones iguales ni en consistencia ni en color.

Rhus-t. Diarrea vespertina acuosa, oscura o de color rojo ladrillo. Diarrea con vómito y fiebre. En las infecciones, con carácter disentérico: evacuaciones mezcladas con sangre, sensación de no terminar de evacuar y mucha debilidad. Cólicos antes y durante la evacuación.

Sil. Por la leche, después de las vacunas, cuando el calor es excesivo o después de haber estado acostado en tierra húmeda. Con deseos repentinos en la mañana, evacuaciones fétidas y sensación de que no termina de evacuar. En niños malhumorados, la diarrea es con deseo urgente de evacuar que mejora con el calor de la cama o abrigándolos.

Sulph. Diarrea en la madrugada por alimentos azucarados o cerveza; durante la dentición; por erupciones de la piel suprimidas con pomadas. Diarrea producida o agravada por la leche. Con deseos repentinos de evacuar y sudor frío. Las evacuaciones son frecuentes, espumosas, fétidas; de olor agrio o fétido; con moco o alimentos sin digerir. Puede presentarse escape involuntario de excremento al arrojar gases. También para diarrea o disentería persistente con excoriación y ardor en el ano o salida del recto. Alternancia de diarrea y estreñimiento.

Estreñimiento

Arn.   Estreñimiento de origen mecánico con evacuaciones delgadas como cintas (después de operaciones, por crecimiento de la próstata, durante el embarazo o después del parto).

Bell. Estreñimiento con muchos gases, evacuaciones escasas y abdomen doloroso (el colon transverso está abultado como un rodillo).

Bry. Estreñimiento sin deseos de evacuar y con heces grandes, duras y secas; también es útil cuando se presenta durante los viajes. Estreñimiento pertinaz.

Calc-c. Estreñimiento crónico: al principio las evacuaciones son duras, luego pastosas y finalmente líquidas.

Hep-s. Estreñimiento con evacuación difícil aunque las heces no sean duras (por falta de fuerza expulsiva del recto).

Ign. Estreñimiento con urgencia excesiva y deseos intensos, pero temor de evacuar por el dolor agudo al defecar (más intenso cuando la evacuación es blanda). Estreñimiento de origen nervioso, por consumo habitual de café o el que se presenta durante los viajes.

Lyc-c.   Estreñimiento con deseos urgentes pero ineficaces: las evacuaciones son duras, arenosas, en pequeños trozos y difíciles de expulsar porque el ano se contrae dolorosamente, sobre todo en las mañanas (siente como si el ano estuviera cerrado). Las evacuaciones pueden llevar moco rojizo. Estreñimiento crónico a cualquier edad. También para el estreñimiento que se presenta estando fuera de casa.

Mag-ph. Estreñimiento en los pequeños que gritan o lloran cuando hacen el esfuerzo para evacuar.

Nat-m. Estreñimiento con deseos ineficaces pues hace muy poco después de mucho esfuerzo. Las evacuaciones son secas y duras y se desmoronan al salir; son precedidas de cólicos y producen irritación.

Puede haber una contracción dolorosa del ano con sensación de desgarro y un poco de sangre. (El mal humor mejora cuando no está estreñido.)

Nux-v. Estreñimiento con deseos urgentes y evacuaciones escasas después de esfuerzos violentos y dolorosos. Dolor agudo en el recto después de defecar (siente que el ano se cierra dolorosamente) y sensación de que no termina de evacuar. Estreñimiento doloroso en las mañanas. Estreñimiento estando fuera de casa. Estreñimiento en personas que llevan una vida sedentaria (hacen poco ejercicio) o en las que abusan de laxantes. Las evacuaciones pueden ser grandes o en pequeños trozos, largas y delgadas, o llevar moco o sangre.

Puls. Estreñimiento con urgencia frecuente e ineficaz. Evacuaciones delgadas o aplanadas como cintas.

Sil. Estreñimiento sin deseos de evacuar o con deseos constantes e ineficaces. La evacuación es difícil de expulsar aunque sea normal (por insuficiente fuerza expulsiva del recto). Las evacuaciones salen mientras hay esfuerzo, para retroceder cuando éste se suspende; pueden ser grandes o en pequeños trozos, duras o escasas.

Sulph. Estreñimiento sin deseo de evacuar pues pueden pasar dos o más días sin evacuar; luego el excremento es de bolas duras y secas, oscuras o desmoronadas. O puede haber deseo urgente de evacuar pero imposibilidad de hacerlo a causa del dolor inicial (ardoroso y quemante) con gases fétidos que "queman" el recto al salir. Estreñimiento crónico o al comer huevo. Problemas del colon con pérdidas sanguíneas en pequeños coágulos sobre todo al caminar (o alternancia de diarrea y estreñimiento).

PARA MÁS INFORMACIÓN

Morya Ediciones es una empresa editorial mexicana dedicada a llevar las enseñanzas espirituales más avanzadas a todos los buscadores que desean conocer su identidad divina y su realidad interior. Los libros que ofrecemos contienen la sabiduría de los santos de Oriente y Occidente, los grandes líderes y avatares espirituales de la historia.

Nuestra misión es llevar las enseñanzas de los Maestros Ascendidos, a todos los buscadores espirituales que desean conocer su realidad interior de una manera directa y sin elementos externos que lo impidan

Somos la empresa editorial más representativa e influyente de la Gran Hermandad Blanca en la comunidad hispana, nuestros libros verdaderamente cambian esquemas y paradigmas preconcebidos sobre la espiritualidad y ¡cambian vidas!

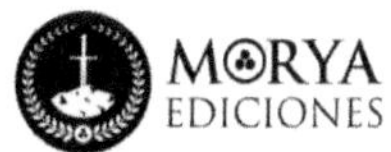

DATOS DE CONTACTO

Morya Ediciones SA de CV
Rio Tepozteco # 25
Col. Reforma
Cuernavaca, Morelos,
México 62260
Tel 777 316 8175
ventas@moryaediciones.com
info@moryaediciones.com

SIGUENOS EN

https://www.instagram.com/moryaediciones/
https://moryaediciones.com/
https://www.facebook.com/Morya-Ediciones-1117642718336884/
https://twitter.com/EdicionesMorya
https://www.youtube.com/channel/UCFkH-F9j2JsbyuUpxiqYiSw

www.moryaediciones.com